LE SCAPHANDRE
ET LE PAPILLON

JEAN-DOMINIQUE BAUBY

LE SCAPHANDRE
ET
LE PAPILLON

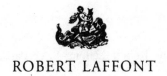

ROBERT LAFFONT

Pour Théophile et Céleste en leur souhaitant beaucoup de papillons.

Toute ma gratitude va à Claude Mendibil dont on comprendra en lisant ces pages le rôle primordial qu'elle a joué dans leur écriture.

Prologue

Derrière le rideau de toile mitée une clarté laiteuse annonce l'approche du petit matin. J'ai mal aux talons, la tête comme une enclume, et une sorte de scaphandre qui m'enserre tout le corps. Ma chambre sort doucement de la pénombre. Je regarde en détail les photos des êtres chers, les dessins d'enfants, les affiches, le petit cycliste en fer blanc envoyé par un copain la veille de Paris-Roubaix, et la potence qui surplombe le lit où je suis incrusté depuis six mois comme un bernard-l'ermite sur son rocher.

Pas besoin de réfléchir longtemps pour savoir où je suis et me rappeler que ma vie a basculé le vendredi 8 décembre de l'an passé.

Jusqu'alors, je n'avais jamais entendu parler du tronc cérébral. Ce jour-là, j'ai découvert de plein fouet cette pièce maîtresse de notre ordinateur de bord, passage obligé entre le cerveau et les terminaisons nerveuses, quand un accident cardiovasculaire a mis ledit tronc hors circuit. Autrefois, on appelait cela « transport au cerveau » et on en mourait en

9

toute simplicité. Le progrès des techniques de réanimation a sophistiqué la punition. On en réchappe mais flanqué de ce que la médecine anglo-saxonne a justement baptisé le locked-in syndrome : paralysé de la tête aux pieds, le patient est enfermé à l'intérieur de lui-même avec l'esprit intact et les battements de sa paupière gauche pour tout moyen de communication.

Bien sûr, le principal intéressé est le dernier mis au courant de ces gracieusetés. Pour ma part, j'ai eu droit à vingt jours de coma et quelques semaines de brouillard avant de réaliser vraiment l'étendue des dégâts. Je n'ai tout à fait émergé que fin janvier dans cette chambre 119 de l'Hôpital maritime de Berck où pénètrent maintenant les premières lueurs de l'aube.

C'est une matinée ordinaire. À sept heures, le carillon de la chapelle recommence à ponctuer la fuite du temps, quart d'heure par quart d'heure. Après la trêve de la nuit, mes bronches encombrées se remettent à ronfler bruyamment. Crispées sur le drap jaune, mes mains me font souffrir sans que j'arrive à déterminer si elles sont brûlantes ou glacées. Pour lutter contre l'ankylose je déclenche un mouvement réflexe d'étirement qui fait bouger bras et jambes de quelques millimètres. Cela suffit souvent à soulager un membre endolori.

Le scaphandre devient moins oppressant, et l'esprit peut vagabonder comme un papillon. Il y a tant à faire. On peut s'envoler dans l'espace ou dans le temps, partir pour la Terre de Feu ou la cour du roi Midas.

On peut rendre visite à la femme aimée, se glisser auprès

10

d'elle et caresser son visage encore endormi. On peut bâtir des châteaux en Espagne, conquérir la Toison d'or, découvrir l'Atlantide, réaliser ses rêves d'enfant et ses songes d'adulte.

Trêve de dispersion. Il faut surtout que je compose le début de ces carnets de voyage immobile pour être prêt quand l'envoyé de mon éditeur viendra le prendre en dictée, lettre par lettre. Dans ma tête, je malaxe dix fois chaque phrase, retranche un mot, ajoute un adjectif et apprends mon texte par cœur, un paragraphe après l'autre.

Sept heures trente. L'infirmière de service interrompt le cours de mes pensées. Selon un rituel bien au point, elle ouvre le rideau, vérifie trachéotomie et goutte-à-goutte, et allume la télé en vue des informations. Pour l'instant, un dessin animé raconte l'histoire du crapaud le plus rapide de l'Ouest. Et si je faisais un vœu pour être changé en crapaud ?

Le fauteuil

Je n'avais jamais vu autant de blouses blanches dans ma petite chambre. Les infirmières, les aides-soignants, la kinésithérapeute, la psychologue, l'ergothérapeute, la neurologue, les internes et même le grand patron du service, tout l'hôpital s'était déplacé pour l'occasion. Quand ils sont entrés en poussant l'engin jusqu'à mon lit, j'ai d'abord cru qu'un nouveau locataire venait prendre possession des lieux. Installé à Berck depuis quelques semaines, j'abordais chaque jour un peu plus les rivages de la conscience, mais je ne concevais pas le lien qui pouvait exister entre un fauteuil roulant et moi.

Personne ne m'avait brossé un tableau exact de ma situation et, à partir de ragots glanés ici et là, je m'étais forgé la certitude de retrouver très vite le geste et la parole.

Mon esprit vagabond faisait même mille projets : un roman, des voyages, une pièce de théâtre et la commercialisation d'un cocktail de fruits de mon invention. Ne me demandez pas la recette, je l'ai oubliée. Ils m'ont tout de suite habillé. « C'est bon pour le moral », a dit sentencieusement la neurologue. Après la camisole de nylon jaune, j'aurais, en effet, eu plaisir à retrouver une chemise à carreaux, un vieux pantalon et un chandail informe si ce n'avait pas été un cauchemar de les endosser. Ou plutôt de les voir passer après maintes contorsions sur ce corps flasque et désarticulé qui ne m'appartenait plus que pour me faire souffrir.

Lorsque j'ai été fin prêt, le rituel a pu commencer. Deux lascars m'ont saisi par les épaules et les pieds, soulevé du lit et reposé dans le fauteuil sans grand ménagement. De simple malade j'étais devenu un handicapé, comme en tauromachie le novillero devient un torero en passant l'alternative. On ne m'a pas applaudi mais presque. Mes parrains m'ont fait faire le tour de l'étage pour vérifier que la position assise ne déclenchait pas des spasmes incontrôlables, mais je suis resté coi, tout occupé à mesurer la brutale dévaluation de mes perspectives d'avenir. Ils n'ont eu qu'à me caler la tête avec un coussin spécial car je dodelinais à la manière de ces femmes africaines auxquelles on a retiré la pyramide d'anneaux qui leur étirait le cou depuis des années. « Vous êtes bon pour le fauteuil », a commenté l'ergothérapeute avec un sourire qui voulait donner un caractère de bonne nouvelle à ses paroles alors qu'elles sonnaient à mes oreilles comme un verdict. D'un seul coup j'entrevoyais l'effarante réalité. Aussi aveuglante qu'un champignon atomique. Mieux acérée que le couperet d'une guillotine. Ils sont tous repartis, trois aides-soignants m'ont recouché, et j'ai pensé à ces gangsters des films noirs qui peinent à faire entrer dans le coffre de leur voiture le cadavre du gêneur dont ils viennent de trouer la peau. Le fauteuil est resté dans un coin, l'air abandonné, avec mes vêtements jetés sur le dossier en plastique bleu foncé. Avant que la dernière blouse blanche ne sorte, je lui ai fait signe d'allumer doucement la télé. On donnait « Des chiffres et des lettres », l'émission préférée de mon père. Depuis le matin une pluie continue dégoulinait sur les carreaux.

La prière

En fin de compte le choc du fauteuil a été salutaire. Les choses sont devenues plus claires. Je n'ai plus tiré de plans sur la comète et j'ai pu libérer de leur silence les amis qui dressaient un affectueux barrage autour de moi depuis mon accident. Le sujet n'étant plus tabou, nous nous sommes mis à parler du *locked-in syndrome*. D'abord c'est une rareté. Ce n'est guère consolant mais il y a autant de chances de tomber dans ce piège infernal que de gagner la super-cagnotte du Loto. À Berck, nous ne sommes que deux à en présenter les signes, et encore mon L.I.S. [1] est-il sujet à caution. J'ai le tort de pouvoir pivoter la tête, ce qui n'est pas prévu en principe dans le tableau clinique. Comme la plupart des cas sont abandonnés à une vie végétative, on connaît mal l'évolution de cette pathologie. On sait juste que, s'il

1. L.I.S. : *Locked-in syndrome.*

prend la fantaisie au système nerveux de se remettre en marche, il le fait à l'allure d'un cheveu qui pousse à partir de la base du cerveau. Il risque donc de se passer quelques années avant que je puisse remuer les doigts de pied.

En fait, c'est du côté des voies respiratoires qu'il faut chercher d'éventuelles améliorations. À long terme, on peut espérer récupérer une alimentation plus normale sans le secours de la sonde gastrique, une respiration naturelle et un peu du souffle qui fait vibrer les cordes vocales.

Pour l'instant, je serais le plus heureux des hommes si j'arrivais à déglutir convenablement l'excès de salive qui envahit ma bouche en permanence. Le jour n'est pas encore levé que je m'exerce déjà à faire glisser la langue contre l'arrière du palais pour provoquer le réflexe d'avaler. En plus, j'ai dédié à mon larynx les petits sachets d'encens qui pendent à mon mur, ex-voto rapportés du Japon par des camarades voyageuses et croyantes. C'est une pierre du monument d'actions de grâce constitué par mon entourage au gré de ses pérégrinations. Sous toutes les latitudes on aura invoqué pour moi les esprits les plus divers. J'essaie de mettre un peu d'ordre dans ce vaste mouvement des âmes. Si je suis avisé qu'à mon intention on a brûlé quelques cierges dans une chapelle bretonne ou psalmodié un mantra dans un temple népalais, j'assigne

aussitôt un but précis à ces manifestations spiri-
tuelles. Ainsi j'ai confié mon œil droit à un mara-
bout camerounais mandaté par une amie pour
m'assurer la mansuétude des dieux africains.
Pour les troubles de l'audition, je m'en remets
aux bonnes relations qu'une belle-mère au cœur
pieux entretient avec les moines d'une confrérie
de Bordeaux. Ils me consacrent régulièrement
leurs chapelets et je me glisse parfois dans leur
abbaye pour entendre les chants monter vers le
ciel. Cela n'a pas encore donné de résultat extra-
ordinaire mais, quand sept frères du même ordre
ont été égorgés par des fanatiques islamiques, j'ai
eu mal aux oreilles pendant plusieurs jours. Toutefois ces hautes protections ne sont que des rem-
parts d'argile, des murailles de sable, des lignes
Maginot à côté de la petite prière que ma fille
Céleste récite chaque soir à son Seigneur avant
de fermer les yeux. Comme nous nous endor-
mons à peu près en même temps, je m'embarque
pour le royaume des songes avec ce merveilleux
viatique qui m'évite toutes les mauvaises ren-
contres.

Le bain

À huit heures trente arrive la kiné. Silhouette sportive et profil de monnaie romaine, Brigitte vient faire fonctionner bras et jambes gagnés par l'ankylose. On appelle cela « mobilisation » et cette terminologie martiale est risible quand on voit la maigreur de la troupe : trente kilos perdus en vingt semaines. Je n'escomptais pas un tel résultat en entreprenant un régime huit jours avant mon accident. Au passage Brigitte vérifie si aucun tressaillement ne vient annoncer une amélioration. « Essayez de serrer mon poing », demande-t-elle. Comme j'ai parfois l'illusion de remuer les doigts, je concentre mon énergie pour lui broyer les phalanges, mais rien ne bouge et elle repose ma main inerte sur le carré de mousse qui leur sert d'écrin. En fait les seuls changements concernent ma tête. Je peux désormais la faire pivoter sur 90° et mon champ visuel va du toit d'ardoise du bâtiment voisin au curieux Mickey à langue pendante dessiné par mon fils Théophile quand je ne pouvais pas entrouvrir la bouche. À force d'exercices nous sommes maintenant sur le point d'y introduire une sucette. Comme dit la neurologue : « Il faut beaucoup de patience. » La séance de kiné se termine par un massage facial. De ses doigts tièdes, Brigitte parcourt tout mon visage, la zone stérile qui me semble avoir la consistance d'un parchemin et la partie innervée où je peux encore froncer un sourcil. La ligne de démarcation passant par la bouche, je n'esquisse que des demi-sourires, ce qui correspond assez aux fluctuations de mon humeur. Ainsi un épisode domestique comme la toilette peut m'inspirer des sentiments variés.

Un jour, je trouve cocasse d'être, à quarante-quatre ans, nettoyé, retourné, torché et langé comme un nourrisson. En pleine régression infantile, j'y prends même un trouble plaisir. Le lendemain, tout cela me semble le comble du pathétique, et une larme roule dans la mousse à raser qu'un aide-soignant étale sur mes joues. Quant au bain hebdomadaire, il me plonge à la fois dans la détresse et la félicité. Au délicieux instant où j'immerge dans la baignoire succède vite la nostalgie des grands barbotages qui étaient le luxe de ma première vie. Muni d'une tasse de thé ou d'un whisky, d'un bon livre ou d'une pile de journaux, je marinais longuement en manœuvrant les robinets avec les doigts de pied. Il y a peu de moments où je ressens aussi cruellement ma condition à l'évocation de ces plaisirs. Heureusement je n'ai pas le temps de m'appesantir. Déjà on me ramène tout grelottant vers ma chambre sur un lève-malade confortable comme une planche de fakir. Il faut être habillé de pied en cap pour dix heures trente, prêt à descendre en salle de rééducation. Ayant refusé d'adopter l'infâme style jogging recommandé par la maison, je retrouve mes hardes d'étudiant attardé. À la façon du bain, mes vieux gilets pourraient ouvrir des pistes douloureuses dans ma mémoire. J'y vois plutôt un symbole de la vie qui continue. Et la preuve que je veux être encore moi-même. Quitte à baver, autant le faire dans du cachemire.

L'alphabet

J'aime bien les lettres de mon alphabet. La nuit, quand il fait un peu trop noir et que la seule trace de vie est un petit point rouge, la veilleuse de la télévision, voyelles et consonnes dansent pour moi sur une farandole de Charles Trenet : « De Venise, ville exquise, j'ai gardé le doux souvenir... » Main dans la main, elles traversent la chambre, tournent autour du lit, longent la fenêtre, serpentent sur le mur, vont jusqu'à la porte et repartent pour un tour.

E S A R I N T U L O M D P C F B V H G J Q Z Y X K W

L'apparent désordre de ce joyeux défilé n'est pas le fruit du hasard mais de savants calculs. Plutôt qu'un alphabet, c'est un hit-parade où chaque lettre est classée en fonction de sa fréquence dans la langue française. Ainsi, le E caracole en tête et le W s'accroche pour ne pas être lâché par le peloton. Le B boude d'avoir été relégué près du V avec lequel on le confond sans cesse. L'orgueilleux J s'étonne d'être situé si loin, lui qui débute tant de phrases. Vexé de s'être fait souffler une place par le H, le gros G fait la gueule et, toujours à tu et à toi, le T et le U savourent le plaisir de ne pas avoir été séparés. Tous ces reclassements ont une raison d'être : faciliter la tâche de tous ceux qui veulent bien essayer de communiquer directement avec moi.

Le système est assez rudimentaire. On m'égrène l'alphabet version ESA... jusqu'à ce que d'un clin d'œil j'arrête mon interlocuteur sur la lettre qu'il doit prendre en note. On recommence la même manœuvre pour les lettres suivantes et, s'il n'y a pas d'erreur, on obtient assez vite un mot complet, puis des segments de phrases à peu près intelligibles. Ça, c'est la théorie, le mode d'emploi, la notice explicative. Et puis il y a la réalité, le trac des uns et le bon sens des autres. Tous ne sont pas égaux devant le code, comme on nomme aussi ce mode de traduction de mes pensées. Cruciverbistes et scrabbleurs ont une longueur d'avance. Les filles se débrouillent mieux que les garçons. À force de pratique, certaines connaissent le jeu par cœur et n'utilisent même plus le sacro-saint cahier, moitié aide-mémoire qui rappelle l'ordre des lettres, moitié bloc-notes où l'on relève tous mes propos, tels les oracles d'une pythie.

Je me demande d'ailleurs à quelles conclusions parviendront les ethnologues de l'an trois mille s'ils viennent à feuilleter ces carnets où l'on trouve, pêle-mêle dans une même page, des phrases comme : « La kiné est enceinte », « Surtout aux jambes », « C'est Arthur Rimbaud », et « Les Français ont vraiment joué comme des cochons ». Le tout entrecoupé de patarafes incompréhensibles, mots mal composés, lettres perdues et syllabes en déshérence.

Les émotifs sont le plus vite égarés. D'une voix blanche, ils dévident l'alphabet à toute allure, notent quelques lettres au petit bonheur et, devant le résultat sans queue ni tête, s'exclament hardiment : «Je suis nul! » Au bout du compte c'est assez reposant, car ils finissent par prendre en charge toute la conversation, faisant les questions et les réponses sans qu'il soit nécessaire de les relancer. Je crains davantage les évasifs. Si je leur demande : « Comment ça va? », ils répondent « Bien », et me repassent illico la main. Avec eux, l'alphabet devient un tir de barrage et il faut avoir deux ou trois questions d'avance pour ne pas être submergé. Les besogneux, eux, ne se trompent jamais. Ils notent chaque lettre scrupuleusement et ne cherchent pas à percer le mystère d'une phrase avant qu'elle ne soit terminée. Pas question non plus de compléter le moindre mot. La tête sur le billot, ils n'ajouteront pas d'eux-mêmes le « gnon » du « champi », le « mique » qui suit « l'ato » et le « nable » sans lequel il n'y a pas d'« intermi » ni « d'insoute ». Ces lenteurs rendent le processus assez fastidieux, mais au moins évite-t-on les contresens où s'embourbent les impulsifs quand ils omettent de vérifier leurs intuitions. J'ai cependant compris la poésie de ces jeux de l'esprit le jour où, comme j'entreprenais de réclamer mes lunettes, on m'a élégamment demandé ce que je voulais faire avec la lune...

L'impératrice

Il n'y a plus beaucoup d'endroits en France où l'on cultive encore le souvenir de l'impératrice Eugénie. Dans la grande galerie de l'Hôpital maritime, espace démesuré et sonore où chariots et fauteuils peuvent rouler à cinq de front, une vitrine rappelle que l'épouse de Napoléon III a été la marraine de l'établissement. Les deux principales curiosités de ce micro-musée sont un buste de marbre blanc qui restitue dans l'éclat de sa jeunesse cette altesse déchue morte à quatre-vingt-quatorze ans, un demi-siècle après la fin du Second Empire, et la lettre où le sous-chef de gare de Berck raconte au directeur du *Correspondant maritime* la courte visite impériale du 4 mai 1864. On voit très bien l'arrivée du train spécial, le ballet des jeunes femmes qui accompagnent Eugénie, la traversée de la ville par le joyeux cortège, et à l'hôpital les petits patients que l'on présente à leur illustre protectrice. Pendant un temps, je n'ai pas manqué une occasion d'aller faire mes dévotions devant ces reliques.

Vingt fois j'ai relu le récit du cheminot. Je me mêlais à la troupe babillante des dames d'honneur et, dès qu'Eugénie passait d'un pavillon à l'autre, je suivais son chapeau à rubans jaunes, son ombrelle de taffetas et son sillage empreint de l'eau de Cologne du parfumeur de la cour. Un jour de grand vent j'ai même osé m'approcher et j'ai enfoui ma tête dans les plis de sa robe de gaze blanche aux larges rayures satinées. C'était doux comme de la crème fouettée, aussi frais que la rosée du matin. Elle ne m'a pas repoussé. Elle a passé ses doigts dans mes cheveux et m'a dit doucement : « Allons, mon enfant, il faut être très patient », avec un accent espagnol qui ressemblait à celui de la neurologue. Ce n'était plus l'impératrice des Français mais une divinité consolatrice à la façon de sainte Rita, la patronne des causes désespérées.

Et puis, un après-midi où je confiais mes chagrins à son effigie, une figure inconnue est venue s'interposer entre elle et moi. Dans un reflet de la vitrine est apparu le visage d'un homme qui semblait avoir séjourné dans un tonneau de dioxine. La bouche était tordue, le nez accidenté, les cheveux en bataille, le regard plein d'effroi. Un œil était cousu et l'autre s'écarquillait comme l'œil de

Caïn. Pendant une minute j'ai fixé cette pupille dilatée sans comprendre que c'était tout simplement moi.

Une étrange euphorie m'a alors envahi. Non seulement j'étais exilé, paralysé, muet, à moitié sourd, privé de tous les plaisirs et réduit à une existence de méduse, mais en plus j'étais affreux à voir. J'ai été pris du fou rire nerveux que finit par provoquer une accumulation de catastrophes lorsque, après un dernier coup du sort, on décide de le traiter comme une plaisanterie. Mes râles de bonne humeur ont d'abord interloqué Eugénie avant qu'elle ne cède à la contagion de mon hilarité. Nous avons ri jusqu'aux larmes. La fanfare municipale s'est alors mise à jouer une valse et j'étais si gai que je me serais volontiers levé pour inviter Eugénie à danser si cela avait été de circonstance. Nous aurions virevolté sur les kilomètres de carrelage. Depuis ces événements, quand j'emprunte la grande galerie, je trouve à l'impératrice un petit air narquois.

Cinecitta

Aux bruyants ULM qui survolent la côte d'Opale à cent mètres d'altitude, l'Hôpital maritime offre un saisissant spectacle. Avec ses formes massives et tarabiscotées, ses hauts murs de brique marron dans le style des maisons du Nord, il semble échoué au milieu des sables entre la ville de Berck et les eaux grises de la Manche. Au fronton de la plus belle façade on peut lire « Ville de Paris » comme sur les bains publics et les écoles communales de la capitale. Créée sous le Second Empire pour les enfants malades qui ne trouvaient pas un climat réparateur dans les hôpitaux parisiens, cette annexe a conservé son statut d'extraterritorialité.

Si la réalité nous situe dans le Pas-de-Calais, pour l'Assistance publique nous sommes au bord de la Seine.

Reliés par des coursives interminables, les bâti-

33

ments forment un vrai dédale, et il n'est pas rare de croiser un patient de Ménard égaré à Sorrel, du nom des chirurgiens réputés qui servent à désigner les principaux pavillons. Les malheureux ont le regard de l'enfant qu'on vient d'arracher à sa mère et lancent de pathétiques « Je suis perdu ! » en tremblant sur leurs béquilles. Moi qui suis un « Sorrel », comme disent les brancardiers, je m'y retrouve assez bien, mais ce n'est pas toujours le cas des amis qui me transbahutent, et j'ai pris le pli de rester stoïque devant les tâtonnements des néophytes quand nous nous engouffrons dans une mauvaise voie. Ça peut être l'occasion de découvrir un recoin inconnu, d'entrevoir de nouveaux visages, de voler au passage une odeur de cuisine. C'est ainsi que je suis tombé sur le phare une des toutes premières fois que l'on me poussait dans mon fauteuil alors que je sortais juste des brumes du coma. Il est apparu au détour d'une cage d'escalier où nous nous étions fourvoyés : élancé, robuste et rassurant avec sa livrée à rayures rouges et blanches qui ressemble à un maillot de rugby. Je me suis tout de suite placé sous la protection de ce symbole fraternel qui veille sur les marins comme sur les malades, ces naufragés de la solitude.

Nous sommes en contact permanent et je lui rends souvent visite en me faisant conduire à Cinecitta, une région essentielle dans ma géographie imaginaire de l'hôpital. Cinecitta, ce sont les terrasses toujours désertes du pavillon Sorrel. Orientées au sud, ces vastes balcons s'ouvrent sur un panorama dont il émane le charme poétique et décalé des décors de cinéma. Les faubourgs de Berck ont l'air d'une maquette pour train électrique. Au pied des dunes, quelques baraques donnent l'illusion d'un village fantôme du Far West. Quant à la mer, son écume est si blanche qu'elle paraît sortir du rayon des effets spéciaux.

Je pourrais rester des journées entières à Cinecitta. Là je suis le plus grand réalisateur de tous les temps. Côté ville, je retourne le premier plan de *La Soif du mal*. Sur la plage, je refais les travellings de *La Chevauchée fantastique*, et au large je recrée la tempête des contrebandiers de *Moonfleet*. Ou alors je me dissous dans le paysage et il n'y a plus pour me relier au monde qu'une main amie qui caresse mes doigts gourds. Je suis Pierrot le fou, le visage barbouillé de bleu et un chapelet de dynamite enroulé autour de la tête. La tentation de craquer une allumette passe à la vitesse d'un nuage. Et puis c'est l'heure où le jour décline, où le dernier train va repartir sur Paris, où il faut regagner ma chambre. J'attends l'hiver. Bien emmitouflés, nous pourrons traîner jusqu'à la nuit, voir le soleil se coucher et le phare prendre le relais en jetant des lueurs d'espoir dans tous les horizons.

Les touristes

Après avoir reçu au lendemain de la guerre les petites victimes des derniers ravages de la tuberculose, Berck a abandonné peu à peu sa vocation infantile. Aujourd'hui on y combattrait plutôt les misères de l'âge, l'inexorable délabrement du corps et de l'esprit, mais la gériatrie n'est qu'une partie de la fresque qu'il faut brosser pour avoir une idée exacte de la clientèle de l'établissement. À une extrémité du tableau il y a une vingtaine de comas permanents, pauvres diables plongés dans une nuit sans fin, aux portes de la mort. Ils ne quittent jamais leur chambre. Chacun sait pourtant qu'ils sont là et ils pèsent d'un curieux poids sur la collectivité, comme une mauvaise conscience. À l'opposé, à côté de la colonie des vieillards en déshérence, on trouve quelques obèses à la mine hagarde dont la médecine espère réduire les considérables mensurations. Au centre, un impressionnant bataillon d'éclopés forme le gros de la troupe. Rescapés du sport, de la route et de toutes les sortes d'accidents domestiques possibles et imaginables, ils transitent par Berck le temps de remettre à neuf leurs membres brisés. Je les appelle « les touristes ».

Enfin, si l'on veut que cette peinture soit complète, il faut chercher un coin pour nous poser, volatiles aux ailes rompues, perroquets sans voix, oiseaux de malheur qui avons fait notre nid dans un couloir en cul-de-sac du service de neurologie. Bien sûr, nous déparons dans le paysage. Je sais trop bien le léger malaise que nous provoquons en traversant, raides et silencieux, un cercle de malades moins défavorisés.

Pour l'observation de ce phénomène, le meilleur poste est la salle de kiné où se mélangent tous les patients qui suivent une rééducation. C'est une vraie cour des Miracles bruyante et colorée. Dans un charivari d'attelles, de prothèses et d'appareillages plus ou moins complexes, on côtoie un jeune homme à boucle d'oreille qui s'est fracassé en moto, une mamie en survêtement fluo qui réapprend à marcher après une chute d'escabeau et un demi-clochard dont personne n'a encore compris comment il a pu se faire arracher un pied par le métro. Alignée en rang d'oignons, cette humanité agite bras et jambes sous une surveillance relâchée tandis que je suis

arrimé à un plan incliné qu'on amène progres-
sivement à la verticale. Chaque matin, je passe
ainsi une demi-heure en suspension, en un hiéra-
tique garde-à-vous qui évoque l'apparition de la
statue du Commandeur au dernier acte du *Don
Juan* de Mozart. En dessous, ça rit, ça plaisante,
ça s'interpelle. J'aimerais avoir ma part dans
toute cette gaieté mais, dès que je pose mon œil
unique sur eux, jeune homme, mamie, clochard
détournent tous la tête et éprouvent un besoin
urgent de contempler le détecteur d'incendie fixé
au plafond. Les « touristes » doivent avoir très
peur du feu.

Le saucisson

Chaque jour après la séance de verticalisation, un brancardier me ramène de la salle de kiné et me gare à côté de mon lit en attendant que les aides-soignants viennent me recoucher. Et chaque jour, comme il est midi, le même brancardier me lance un « bon appétit » à la jovialité calculée, manière de prendre congé jusqu'au lendemain. Bien sûr, cela revient à souhaiter « Joyeux Noël » le 15 août ou « Bonne nuit » en plein jour ! Depuis huit mois, j'ai avalé en tout et pour tout quelques gouttes d'eau citronnée et une demi-cuillerée de yaourt qui s'est bruyamment égarée dans les voies respiratoires. L'essai alimentaire, comme on a baptisé ce festin avec emphase, ne s'est pas révélé probant. Qu'on se rassure, je ne suis pas pour autant mort de faim. Par le biais d'une sonde reliée à l'estomac, deux ou trois flacons d'une substance brunâtre m'assurent mon lot quotidien de calories. Pour le plaisir, j'ai recours à la mémoire vive des goûts et des odeurs, un inépuisable réservoir de sensations. Il y avait l'art d'accommoder les restes. Je cultive celui de mitonner les souvenirs. On peut se mettre à table à n'importe quelle heure, sans façon. Si c'est au restaurant, pas besoin de réservation. Si je fais la cuisine, c'est toujours réussi. Le bourguignon est onctueux, le bœuf en gelée translucide, et la tarte à l'abricot a la pointe d'acidité nécessaire. Selon mon humeur je m'offre une douzaine d'escargots, une choucroute garnie et une bouteille de gewurtztraminer « Cuvée vendanges tardives » à la teinte dorée, ou je déguste un simple œuf à la coque accompagné de mouillettes au beurre salé. Quel régal ! Le jaune d'œuf m'envahit le palais et la gorge en de longues coulées tièdes. Et il n'y a jamais de problème de digestion. Évidemment, j'utilise les meilleurs produits : les légumes les plus frais, des poissons qui sortent de l'onde, les viandes les mieux persillées. Tout doit être préparé dans les règles. Pour plus de sûreté, un ami m'a envoyé la recette de la vraie andouillette de Troyes, avec trois viandes différentes entortillées en lanières. De même, je respecte scrupuleusement le rythme des saisons. Pour l'instant je me rafraîchis les papilles à coups de melon et de fruits rouges. Les huîtres et le gibier ce sera pour l'automne si j'en conserve l'envie car je deviens raisonnable, pour ainsi dire ascétique. Au début de mon long jeûne, le manque me poussait à visiter sans cesse mon garde-manger imaginaire. J'étais boulimique. Aujourd'hui, je pourrais presque me contenter du saucisson artisanal enserré dans son filet qui pend toujours dans un coin de ma tête. Une rosette de Lyon à la forme irrégulière, très sèche et hachée gros. Chaque tranche fond un peu sur la langue avant qu'on ne la mâche pour en exprimer toute la saveur. Ce délice est aussi un objet sacré, un fétiche dont l'histoire remonte à près de quarante ans. J'avais encore l'âge des bonbons mais je leur préférais déjà la charcuterie, et l'infirmière de mon grand-père maternel avait remarqué qu'à chacune de mes visites dans le sinistre appartement du boulevard Raspail je lui réclamais du saucisson avec un charmant zézaiement. Habile à flatter la gourmandise des enfants et des vieillards, cette industrieuse gouvernante a fini par faire coup double en m'offrant un saucisson et en épousant mon grand-père juste avant sa mort. La joie de recevoir un tel cadeau fut proportionnelle à l'agacement que ce mariage-surprise causa dans la famille. Du grand-père, je n'ai gardé qu'une image assez floue, une silhouette allongée dans la pénombre avec le visage sévère du Victor Hugo des billets de cinq cents anciens francs en usage à cette époque. Je revois beaucoup mieux le saucisson incongru au milieu de mes Dinky-toys et de mes livres de la bibliothèque verte.

J'ai bien peur de ne jamais en manger de meilleur.

L'ange gardien

Sur le badge d'identité épinglé à la blouse blanche de Sandrine, il est écrit : orthophoniste, mais on devrait lire : ange gardien. C'est elle qui a instauré le code de communication sans lequel je serais coupé du monde. Hélas ! si la plupart de mes amis ont adopté le système après apprentissage, ici, à l'hôpital, il n'y a que Sandrine et une psychologue pour le pratiquer. Le plus souvent je n'ai donc qu'un maigre arsenal de mimiques, clignements d'yeux et hochements de tête pour demander qu'on ferme la porte, décoince une chasse d'eau, baisse le son de la télé ou remonte un oreiller. Je ne réussis pas à tous les coups. Au fil des semaines, cette solitude forcée m'a permis d'acquérir un certain stoïcisme et de comprendre que l'humanité hospitalière se divise en deux. Il y a la majorité qui ne franchira pas le seuil sans essayer de piger mes SOS, et les autres, moins consciencieux, qui s'éclipsent en feignant de ne pas voir mes signaux de détresse. Tel cet aimable abruti qui m'a éteint le match de football Bordeaux-Munich à la mi-temps en me gratifiant d'un « Bonne nuit » sans appel. Au-delà des aspects pratiques, cette incommunicabilité pèse un peu. C'est dire le réconfort que je ressens deux fois par jour quand Sandrine frappe à la porte, passe une frimousse d'écureuil pris en faute et chasse d'un coup tous les mauvais esprits. Le scaphandre invisible qui m'enserre en permanence semble moins oppressant.

L'orthophonie est un art qui mérite d'être connu. Vous n'imaginez pas la gymnastique effectuée machinalement par votre langue pour produire tous les sons du français. Pour l'instant je bute sur le « l », piteux rédacteur en chef qui ne sait plus articuler le nom de son propre journal. Les jours fastes, entre deux quintes de toux, je trouve le souffle et l'énergie pour sonoriser quelques phonèmes. Pour mon anniversaire, Sandrine a réussi à me faire prononcer l'alphabet de façon intelligible. On ne pouvait me faire de plus beau cadeau. J'ai entendu les vingt-six lettres arrachées au néant par une voix rauque venue du fond des âges. Cet exténuant exercice m'a donné l'impression d'être un homme des cavernes en train de découvrir le langage. Le téléphone interrompt parfois nos travaux. Je profite de Sandrine pour avoir quelques proches en ligne et saisir au vol des bribes de vie, comme on attrape un papillon. Ma fille Céleste raconte ses cavalcades à dos de poney. Dans cinq mois, on va fêter ses neuf ans. Mon père explique ses difficultés à tenir sur ses jambes. Il traverse vaillamment sa quatre-vingt-treizième année. Ce sont les deux maillons extrêmes de la chaîne d'amour qui m'entoure et me protège. Je me demande souvent quel effet ont ces dialogues à sens unique sur mes inter-locuteurs. Moi, ils me bouleversent. À ces tendres appels, comme j'aimerais ne pas opposer mon seul silence. Certains le trouvent d'ailleurs insup-portable. La douce Florence ne me parle pas si je n'ai au préalable respiré bruyamment dans le combiné que Sandrine colle à mon oreille «Jean-Do, êtes-vous là? » s'inquiète Florence au bout du fil.

Je dois dire que par moments je ne sais plus très bien.

La photographie

La dernière fois que j'ai vu mon père, je l'ai rasé. C'était dans la semaine de mon accident. Comme il était souffrant, j'ai passé une nuit chez lui dans son petit appartement parisien proche des Tuileries, et au matin, après avoir préparé son thé au lait, j'ai entrepris de le débarrasser d'une barbe de plusieurs jours. Cette scène est restée gravée dans ma mémoire. Engoncé dans le fauteuil de feutre rouge où il a l'habitude de décortiquer la presse, papa brave vaillamment le feu du rasoir qui attaque sa peau distendue. J'ai disposé une large serviette autour de son cou décharné, étalé un épais nuage de mousse sur son visage, et j'essaie de ne pas trop irriter son épiderme strié par endroits de veinules éclatées. La fatigue a creusé les yeux au fond de leurs orbites, le nez apparaît plus fort au milieu des traits émaciés mais l'homme n'a rien perdu de sa superbe avec le panache de cheveux blancs qui couronne sa haute silhouette depuis toujours. Dans la chambre autour de nous les souvenirs de sa vie se sont accumulés par couches jusqu'à former un de ces capharnaüms de vieillards dont ils sont les seuls à connaître tous les secrets. C'est un désordre de vieux magazines, de disques qu'on n'écoute plus, d'objets hétéroclites et de photos de toutes les époques glissées dans le cadre d'un grand miroir. Il y a papa en petit marin qui joue au cerceau, avant la guerre de 14, ma fille de huit ans en cavalière, et un cliché de moi, en noir et blanc, pris sur un terrain de golf miniature. J'avais onze ans, des oreilles en chou-fleur et un air de bon élève un peu benêt, d'autant plus horripilant que j'étais déjà un cancre professionnel.

J'achève mon office de barbier en aspergeant l'auteur de mes jours avec son eau de toilette préférée. Puis nous nous disons au revoir sans que, pour une fois, il ne me parle de la lettre rangée dans son secrétaire où sont consignées ses dernières volontés. Depuis lors, nous ne nous sommes pas revus. Je ne quitte pas ma villégiature berckoise et, à quatre-vingt-douze ans, ses jambes ne lui permettent plus de descendre les majestueux escaliers de son immeuble. Nous sommes tous les deux des *locked-in syndrome*, chacun à sa manière, moi dans ma carcasse, lui dans son troisième étage. Maintenant c'est moi qu'on rase

50

chaque matin, et je pense souvent à lui quand un aide-soignant râpe consciencieusement mes joues avec une lame vieille de huit jours. J'espère avoir fait un Figaro plus attentif.

De temps à autre il me téléphone, et je peux entendre sa voix chaude qui tremble un peu dans le combiné qu'une main secourable a collé à mon oreille. Ça ne doit pas être facile de parler à un fils dont on sait trop bien qu'il ne va pas répondre. Il m'a aussi envoyé la photo du golf miniature. D'abord je n'ai pas compris pourquoi. Ce serait resté une énigme si quelqu'un n'avait pas eu l'idée de regarder au dos du tirage. Dans mon cinéma personnel se sont alors mises à défiler les images oubliées d'un week-end de printemps où les parents et moi étions allés nous aérer dans une bourgade venteuse et pas très gaie. De son écriture charpentée et régulière, papa a simplement noté : *Berck-sur-Mer, avril 1963.*

Une autre coïncidence

Si on demandait aux lecteurs d'Alexandre Dumas dans lequel de ses personnages ils aimeraient se réincarner, les suffrages iraient à D'Artagnan ou à Edmond Dantès et nul n'aurait l'idée de citer Noirtier de Villefort, figure assez sinistre du *Comte de Monte-Cristo*. Décrit par Dumas comme un cadavre au regard vif, un homme déjà façonné aux trois quarts pour la tombe, cet handicapé profond ne fait pas rêver mais frémir. Dépositaire impuissant et muet des plus terribles secrets, il passe sa vie prostré dans une chaise à roulettes et il ne communique qu'en clignant des yeux : un clin d'œil signifie oui, deux, non. En fait bon papa Noirtier, ainsi que le surnomme sa petite-fille avec affection, est le premier *locked-in syndrome*, et à ce jour le seul, apparu en littérature.

Dès que mes esprits sont sortis de la brume épaisse où mon accident les avait plongés, j'ai beaucoup pensé à bon papa Noirtier. Je venais juste de relire *Le Comte de Monte-Cristo* et voilà que je me retrouvais au cœur du livre dans la plus fâcheuse des postures. Cette lecture ne tenait pas du hasard. J'avais le projet, sans doute iconoclaste, d'écrire une transposition moderne du roman : la vengeance restait bien sûr le moteur de l'intrigue, mais les faits se déroulaient à notre époque et Monte-Cristo était une femme.

Je n'ai donc pas eu le temps de commettre ce crime de lèse-majesté. Pour punition j'aurais préféré être métamorphosé en baron Danglars, en Frantz d'Épinay, en abbé Faria ou, à tout prendre, devoir copier dix mille fois : on ne badine pas avec les chefs-d'œuvre. Les dieux de la littérature et de la neurologie en ont décidé autrement.

Certains soirs j'ai l'impression que bon papa Noirtier vient patrouiller dans nos couloirs avec ses longs cheveux blancs et sa chaise à roulettes vieille d'un siècle qui a besoin d'une goutte d'huile. Pour retourner les décrets du destin j'ai maintenant en tête une grande saga où le témoin clé est coureur à pied plutôt que paralytique. On ne sait jamais. Peut-être que ça marchera.

Le rêve

En général, je ne me souviens pas de mes rêves. Au contact du jour je perds le fil du scénario et les images s'estompent inexorablement. Alors pourquoi ces songes de décembre sont-ils restés gravés dans ma mémoire avec la précision d'un rayon laser? C'est peut-être une règle du coma. Comme on ne revient pas à la réalité, les rêves n'ont pas le loisir de s'évaporer mais s'agglomèrent les uns aux autres pour former une longue fantasmagorie qui rebondit comme un roman-feuilleton. Ce soir, un épisode me revient à l'esprit.

Il neige sur mon rêve à gros flocons. Une couche de trente centimètres recouvre le cimetière de voitures que nous traversons en grelottant avec mon meilleur ami. Depuis trois jours, Bernard et moi essayons de regagner la France qui est paralysée par une grève générale. Dans une station de sports d'hiver italienne où nous avons échoué, Bernard avait trouvé un tortillard qui allait sur Nice, mais à la frontière un barrage de grévistes a interrompu notre voyage et nous a obligés à descendre dans la tourmente en chaussures de ville et en costume de demi-saison. Le décor est lugubre. Un viaduc surplombe le cimetière de voitures, et l'on dirait que ce sont les véhicules tombés de l'autoroute cinquante mètres plus haut qui s'entassent là, les uns sur les autres. Nous avons rendez-vous avec un puissant homme d'affaires italien qui a installé son QG dans un pilier de cet ouvrage d'art, loin des regards indiscrets. Il faut frapper à une porte en fer jaune avec un panneau DANGER DE MORT et des schémas pour le secours aux électrocutés. La porte s'ouvre. L'entrée fait penser aux stocks d'un confectionneur du Sentier : des vestes sur un portant, des piles de pantalons, des cartons de chemises. Il y en a jusqu'au plafond. À sa tignasse, je reconnais le cerbère en battle-dress qui nous accueille un pistolet-mitrailleur à la main. C'est Radovan Karadzic, le leader serbe. « Mon camarade a du mal à respirer », lui dit Bernard. Karadzic me fait une trachéotomie sur un coin de table, puis nous descendons au sous-sol par un luxueux escalier de verre. Les murs tendus de cuir fauve, de profonds canapés et un éclairage tamisé donnent à ce bureau un côté boîte de nuit. Bernard discute avec le maître des lieux, un clone de Gianni Agnelli, l'élégant patron de la FIAT, tandis qu'une hôtesse à l'accent libanais m'installe à un petit bar. Verres et bouteilles ont été remplacés par des tuyaux en plastique qui tombent du plafond comme les masques à oxygène dans les avions en détresse. Un barman me fait signe d'en mettre un dans ma bouche. Je m'exécute. Un liquide ambré au goût de gingembre se met à couler et une sensation de chaleur m'envahit de la pointe des pieds à la racine des cheveux. Après un temps, je voudrais arrêter de boire et descendre un peu de mon tabouret. Je continue pourtant à avaler de longues gorgées, incapable de faire le moindre geste. Je jette des regards affolés au barman pour attirer son attention. Il me répond par un sourire énigmatique. Autour de moi, visages et voix se déforment. Bernard me dit quelque chose mais le son qui sort au ralenti de sa bouche est incompréhensible. À la place, j'entends le *Boléro* de Ravel. On m'a complètement drogué.

Une éternité plus tard, je perçois un branle-bas de combat. L'hôtesse à l'accent libanais me charge sur son dos et me hisse dans l'escalier. « Nous devons partir, la police arrive. » Dehors la nuit est tombée et il ne neige plus. Un vent glacial me coupe le souffle. Sur le viaduc on a placé un projecteur dont le faisceau lumineux fouille entre les carcasses abandonnées.

« Rendez-vous, vous êtes cernés ! » crie un mégaphone. Nous réussissons à nous échapper, et pour moi c'est le début d'une longue errance. Dans mon rêve j'aimerais bien m'enfuir mais, dès que j'en ai l'opportunité, une indicible torpeur m'interdit de faire un seul pas. Je suis statufié, momifié, vitrifié. Si une porte me sépare de la liberté, je n'ai pas la force de l'ouvrir. Cependant ce n'est pas ma seule angoisse. Otage d'une secte mystérieuse, je crains que mes amis ne tombent dans le même piège. J'essaie par tous les moyens de les prévenir, mais mon rêve est parfaitement en phase avec la réalité. Je suis incapable de prononcer une parole.

La voix off

J'ai connu des réveils plus suaves. Quand j'ai repris conscience, ce matin de la fin janvier, un homme était penché sur moi et couturait ma paupière droite avec du fil et une aiguille comme on ravaude une paire de chaussettes. J'ai été saisi d'une crainte irraisonnée. Et si dans son élan l'ophtalmo me cousait aussi l'œil gauche, mon seul lien avec l'extérieur, l'unique soupirail de mon cachot, le hublot de mon scaphandre ? Par bonheur je n'ai pas été plongé dans la nuit. Il a soigneusement rangé son petit matériel dans des boîtes en fer-blanc tapissées d'ouate et, sur le ton d'un procureur qui requiert une peine exemplaire à l'encontre d'un récidiviste, il a juste lâché : « Six mois. » De mon œil valide, j'ai multiplié les signaux interrogateurs, mais le bonhomme, s'il passait ses journées à scruter la prunelle d'autrui, ne savait pas pour autant lire dans les regards.

C'était le prototype du docteur Je-m'en-fous, hautain, cassant, plein de morgue, qui pour sa consultation convoquait impérativement les patients à huit heures, arrivait à neuf, et repartait à neuf heures cinq après avoir consacré à chacun quarante-cinq secondes de son précieux temps. Au physique, il ressemblait à Max la Menace, une grosse tête ronde sur un corps court et saccadé. Déjà peu disert avec le commun des malades, il devenait carrément fuyant avec les fantômes dans mon genre, n'ayant pas de salive à dépenser pour nous fournir la moindre explication. J'ai fini par apprendre pourquoi il m'avait obturé l'œil pour six mois : la paupière ne jouait plus son rôle de store mobile et protecteur et je risquais une ulcération de la cornée.

Au fil des semaines, je me suis demandé si l'hôpital ne faisait pas exprès d'utiliser un personnage aussi rébarbatif pour catalyser la sourde méfiance que le corps médical finit par faire naître chez les patients de longue durée. Une tête de Turc, en quelque sorte. S'il s'en va, comme il en est question, de quelle baudruche vais-je pouvoir me moquer ? À son éternelle question : « Voyez-vous double ? », je n'aurais plus le plaisir solitaire et innocent de m'entendre lui répondre, en mon for intérieur : « Oui, je vois deux cons au lieu d'un. »

Autant que de respirer, j'ai besoin d'être ému,

d'aimer et d'admirer. La lettre d'un ami, un tableau de Balthus sur une carte postale, une page de Saint-Simon donnent un sens aux heures qui passent. Mais, pour rester sur le qui-vive et ne pas sombrer dans une résignation tiède, je garde une dose de fureur, de détestation, ni trop ni trop peu, comme la cocotte-minute a sa soupape de sécurité pour ne pas exploser.

Tiens, « La Cocotte-Minute », ça pourrait être un titre pour la pièce de théâtre que j'écrirai peut-être un jour à partir de mon expérience. J'ai aussi pensé à la baptiser *L'Œil*, et bien sûr *Le Scaphandre*. Vous en connaissez déjà l'intrigue et le décor. La chambre d'hôpital où monsieur L., un père de famille dans la force de l'âge, apprend à vivre avec un *locked-in syndrome*, séquelle d'un grave accident cardio-vasculaire. La pièce raconte les aventures de monsieur L. dans l'univers médical et l'évolution des rapports qu'il entretient avec sa femme, ses enfants, ses amis et ses associés dans l'importante agence de publicité dont il est l'un des fondateurs. Ambitieux et plutôt cynique, n'ayant pas jusque-là essuyé d'échecs, monsieur L. fait l'apprentissage de la détresse, voit s'effondrer toutes les certitudes dont il était bardé et découvre que ses proches sont pour lui des inconnus. On pourra suivre cette lente mutation aux premières loges grâce à une voix off reproduisant le monologue intérieur de monsieur L.

61

dans toutes les situations. Il n'y a plus qu'à écrire la pièce. J'ai déjà la dernière scène. Le décor est plongé dans la pénombre à l'exception d'un halo qui nimbe le lit au milieu du plateau. C'est la nuit, tout dort. Soudain monsieur L., inerte depuis le lever du rideau, écarte draps et couvertures, saute au bas du lit, fait le tour de la scène dans une lumière irréelle. Puis le noir se fait et on entend une ultime fois la voix off, le monologue intérieur de monsieur L. : « Merde, c'était un rêve. »

Jour de chance

Ce matin le jour est à peine levé qu'un méchant sort s'acharne sur la chambre 119. Depuis une demi-heure l'alarme de l'appareil qui sert à réguler mon alimentation s'est mise à sonner dans le vide. Je ne connais rien d'aussi stupide et désespérant que ce bip bip lancinant qui ronge le cerveau. En prime, la transpiration a décollé le sparadrap qui ferme ma paupière droite, et les cils englués me chatouillent douloureusement la pupille. Enfin, pour couronner le tout, l'embout de ma sonde urinaire s'est déboîté. Je me suis complètement inondé. En attendant du secours, je me chantonne une vieille rengaine d'Henri Salvador : « Viens donc, baby, tout ça c'est pas grave. » D'ailleurs voilà l'infirmière. Machinalement elle ouvre la télévision. C'est la pub. Un serveur Minitel, le « 3617 Milliard » propose de répondre à la question : « Êtes-vous fait pour faire fortune ? »

La trace du serpent

Lorsque par plaisanterie quelqu'un me demande si je compte effectuer un pèlerinage à Lourdes, je réponds que c'est déjà fait. C'était à la fin des années 70. Joséphine et moi entretenions une liaison assez compliquée pour tenter de réussir ensemble un voyage d'agrément, un de ces périples organisés qui contiennent autant de germes de discorde qu'il y a de minutes dans une journée. Pour partir le matin en ignorant où on couchera le soir et sans savoir par quel chemin on atteindra cette destination inconnue, il faut au choix être très diplomate ou avoir une inépuisable mauvaise foi. Joséphine, comme moi, émargeait dans la deuxième catégorie, et pendant une semaine sa vieille décapotable bleu pâle était devenue le théâtre d'une scène de ménage mobile et permanente. D'Ax-les-Thermes où je venais d'achever un stage de randonnée, parenthèse incongrue dans une existence vouée à tout sauf au sport, à la Chambre d'Amour, petite plage de la côte Basque sur laquelle l'oncle de Joséphine possédait une villa, nous avons fait une route orageuse et magnifique à travers les Pyrénées en laissant derrière nous un sillage de « d'abord-je-n'ai-jamais-dit-ça ».

Le motif essentiel de cette mésentente cordiale était un gros volume de six ou sept cents pages avec une couverture noire et rouge d'où se détachait un titre accrocheur. *La Trace du Serpent* racontait les faits et gestes de Charles Sobraj, une espèce de gourou de grand chemin qui envoûtait et détroussait les voyageurs occidentaux du côté de Bombay ou de Katmandou. L'histoire de ce serpent d'origine franco-indienne était vraie. À part cela je serais incapable de donner le moindre détail, et il est même possible que mon résumé soit inexact, mais ce dont je me souviens parfaitement c'est de l'empire que Charles Sobraj exerçait aussi sur moi. Si après Andorre je consentais encore à lever les yeux de mon livre pour admirer un paysage, arrivé au pic du Midi je refusais tout net de descendre de la voiture pour faire la promenade jusqu'à l'observatoire. Il est vrai que ce jour-là un épais brouillard jaunâtre enveloppait la montagne, limitant la visibilité et l'intérêt de l'excursion. Néanmoins Joséphine me planta là et alla bouder deux heures dans les nuages. Était-ce pour me désensorceler qu'elle tenait à passer par Lourdes ? Comme je n'avais jamais été dans cette capitale mondiale du miracle, j'acquiesçai sans broncher. De toute façon, dans mon esprit enfiévré par la lecture, Charles Sobraj se confondait avec Bernadette Soubirous et les eaux de l'Adour se mêlaient à celles du Gange.

Le lendemain, après avoir franchi un col du tour de France dont l'ascension me parut exténuante même en voiture, nous entrions dans Lourdes par une chaleur suffocante. Joséphine conduisait, j'étais assis à côté d'elle. Et *La Trace du Serpent*, épaissi et déformé, trônait sur le siège arrière. Depuis le matin je n'avais pas osé y toucher, Joséphine ayant décidé que ma passion pour cette saga exotique trahissait un désintérêt à son endroit. Pour les pèlerinages, c'était la haute saison et la ville affichait complet. J'entreprenais malgré tout un ratissage systématique des réserves hôtelières pour me voir opposer des haussements d'épaules réprobateurs ou des « nous-sommes-vraiment-désolés » suivant le standing des établissements. La sueur collait ma chemise au creux de mes reins, et surtout le spectre d'une nouvelle dispute planait sur notre équipage quand le concierge d'un hôtel d'Angleterre, d'Espagne, des Balkans ou que sais-je encore m'informa d'une défection sur le ton sentencieux d'un notaire qui annonce à ses héritiers le décès inattendu d'un oncle d'Amérique. Oui, il y avait une chambre. Je m'abstenais de dire « C'est un miracle » car je sentais d'instinct qu'ici on ne plaisantait pas avec ces choses-là. L'ascenseur était surdimensionné, à la taille des brancards, et dix minutes plus tard, en prenant une douche, je réaliserais que notre salle de bains était équipée pour accueillir des handicapés.

Tandis que Joséphine pratiquait à son tour de nécessaires ablutions, je m'abattais vêtu d'une simple serviette sur la sublime oasis de tous les altérés : le minibar. Tout d'abord je vidais d'un seul trait une demi-bouteille d'eau minérale. Ô bouteille, je sentirai toujours ton goulot de verre sur mes lèvres sèches. Ensuite j'ai préparé une coupe de champagne pour Joséphine et un gin-tonic pour moi. Ayant rempli ma fonction de bar-man, j'entamais furtivement un repli stratégique vers les aventures de Charles Sobraj mais, au lieu de l'effet sédatif escompté, le champagne redonna toute sa vigueur à la fibre touristique de Joséphine. « Je veux voir la Sainte Vierge », répétait-elle en sautant à pieds joints comme l'écrivain catholique François Mauriac sur une photo célèbre.

Nous voilà donc partis pour le lieu saint sous un ciel lourd et menaçant, en train de remonter une colonne ininterrompue de fauteuils roulants conduits par des dames d'œuvres qui n'en étaient

68

pas à l'évidence à leur premier tétraplégique. « S'il pleut, toutes à la basilique ! » claironna la bonne sœur qui ouvrait le cortège avec autorité, cornette au vent et chapelet à la main. À la dérobée j'observais les malades, ces mains tordues, ces visages fermés, ces petits paquets de vie tassés sur eux-mêmes. L'un d'eux croisa mon regard et j'esquissai un sourire, mais il me répondit en tirant la langue et je me sentis bêtement rougir jusqu'aux oreilles comme pris en faute. Baskets roses, jean rose, sweat-shirt rose, Joséphine avançait ravie au milieu d'une masse sombre : les curés français qui s'habillent encore en curé semblaient s'être tous donné rendez-vous. Elle frôla l'extase quand ce chœur de soutanes entonna « Soyez la Madone qu'on prie à genoux », le cantique de son enfance. À la seule mesure de l'ambiance, un observateur peu attentif aurait pu se croire aux abords du Parc des Princes un soir de coupe d'Europe.

Sur la grande esplanade devant l'entrée de la grotte serpentait une queue d'un kilomètre au rythme lancinant des Ave Maria. Je n'avais jamais vu une telle file d'attente sauf peut-être à Moscou devant le mausolée de Lénine.

« Dis donc, je ne vais pas faire toute cette queue !

– Dommage, me rétorqua Joséphine, ça ferait du bien à un mécréant comme toi.

– Pas du tout et c'est même dangereux. Imagine un type en bonne santé qui arrive en pleine apparition. Un miracle et il se retrouve paralysé. »

Dix têtes se tournèrent vers moi pour voir qui tenait des propos aussi iconoclastes. « Idiot », souffla Joséphine. Une averse fit diversion. Dès les premières gouttes on vit éclore une génération spontanée de parapluies, et une odeur de poussière chaude flotta dans l'atmosphère.

Nous nous sommes laissé entraîner jusqu'à la basilique souterraine Jean XXIII, ce gigantesque hangar à prières où l'on sert la messe de six heures à minuit en changeant de prêtre tous les deux ou trois offices. J'avais lu dans un guide que la nef de béton plus étendue que Saint-Pierre de Rome pouvait abriter plusieurs Jumbo Jet. Je suivais Joséphine dans une travée où il y avait des places libres sous un des innombrables haut-parleurs qui transmettaient la cérémonie avec force échos. « Gloire à Dieu au plus haut des cieux... au plus haut des cieux... des cieux... » À l'élévation, mon voisin, un pèlerin prévoyant, sortit de son sac à dos des jumelles de turfiste afin de surveiller les opérations. D'autres fidèles avaient des périscopes de fortune comme on en voit le 14 juillet sur le passage du défilé. Le père de Joséphine me racontait souvent comment il avait débuté dans la vie en vendant ce genre d'articles à la sortie du métro. Cela ne l'avait pas empêché de devenir un ténor de la radio. Désormais il employait son talent de camelot pour décrire les mariages princiers, les tremblements de terre et les matches de boxe. Dehors, la pluie avait cessé. L'air s'était rafraîchi. Joséphine prononça le mot « shopping ». Pour parer à cette éventualité, j'avais repéré la grande rue où les magasins de souvenirs se tenaient à touche-touche comme dans un souk oriental et offraient le plus extravagant étalage de bondieuseries.

Joséphine collectionnait : les flacons de vieux parfums, les tableaux d'inspiration campagnarde avec vache seule ou en troupeau, les assiettes de nourriture factice qui tiennent lieu de menu dans les vitrines des restaurants de Tokyo, et plus généralement tout ce qu'elle pouvait trouver de plus kitsch au cours de ses nombreux voyages. Là, ce fut un véritable coup de foudre. Dans le quatrième magasin, sur le trottoir de gauche, elle semblait attendre Joséphine au milieu d'un capharnaüm de médailles pieuses, de coucous suisses et de plateaux à fromages. C'était un adorable buste en stuc avec une auréole clignotante comme les décorations des arbres de Noël.

« La voilà, ma Sainte Vierge ! trépigna Joséphine.

– Je te l'offre », dis-je aussitôt sans imaginer la somme qu'allait m'extorquer le marchand en alléguant que c'était une pièce unique. Ce soir-là, nous fêtâmes cette acquisition dans notre chambre d'hôtel en éclairant nos ébats de sa lumière intermittente et sacrée. Sur le plafond se dessinait une ombre fantastique.

« Tu sais, Joséphine, je crois qu'il faut qu'on se sépare en rentrant à Paris.

– Si tu crois que je n'avais pas compris !

– Mais Jo... »

Elle s'était endormie. Elle avait le don, quand une situation lui déplaisait, de pouvoir sombrer dans un sommeil instantané et protecteur. Elle se mettait en congé de l'existence pour cinq minutes ou plusieurs heures. Un moment j'observai le pan de mur au-dessus de la tête de lit entrer et sortir de l'obscurité. Quel démon pouvait pousser des gens à tendre toute une pièce avec de la toile de jute orange ?

Comme Joséphine dormait toujours, je me suis discrètement habillé pour aller me livrer à une de mes occupations favorites : la divagation nocturne. C'était ma manière à moi de lutter contre les mauvais vents : marcher droit devant jusqu'à l'épuisement. Sur le boulevard, des adolescents hollandais lampaient bruyamment de grandes chopes de bière. Ils avaient taillé des trous dans des sacs poubelle pour se confectionner des imperméables. De lourdes grilles interdisaient l'accès à la grotte, mais au travers on pouvait voir la lueur des centaines de cierges qui achevaient de s'y consumer. Beaucoup plus tard mon errance m'a ramené dans la rue des boutiques de souvenirs. Dans la quatrième vitrine, une Marie à l'identique avait déjà pris la place de la nôtre. Alors je suis rentré à l'hôtel, et de très loin j'ai vu la fenêtre de notre chambre qui clignotait au milieu de la pénombre. Je suis monté par l'escalier en prenant soin de ne pas troubler les songes du veilleur de nuit. *La Trace du Serpent* était posée sur mon oreiller comme un bijou dans son écrin. « Tiens, murmurai-je, Charles Sobraj, je l'avais complètement oublié, celui-là. »

Je reconnus l'écriture de Joséphine. Un énorme « J » barrait toute la page 168. C'était le début d'un message qui recouvrait bien deux chapitres du livre et le rendait complètement illisible.

Je t'aime, Ducon. Ne fais pas souffrir ta Joséphine.

Heureusement, j'en étais déjà arrivé plus loin.

Quand j'ai éteint la Sainte Vierge, le jour commençait à poindre.

Le rideau

Recroquevillé sur le fauteuil que leur mère pousse le long des couloirs de l'hôpital, j'observe mes enfants à la dérobée. Si je suis devenu un père quelque peu zombie, Théophile et Céleste, eux, sont bien réels, remuants et râleurs, et je ne me lasse pas de les regarder marcher, simplement marcher, à côté de moi en masquant sous un air assuré le malaise qui voûte leurs petites épaules. Avec des serviettes en papier, Théophile essuie, tout en marchant, les filets de salive qui s'écoulent de mes lèvres closes. Son geste est furtif, à la fois tendre et craintif comme s'il était en face d'un animal aux réactions imprévisibles. Dès que nous ralentissons, Céleste m'enserre la tête entre ses bras nus, couvre mon front de baisers sonores et répète : « C'est mon papa, c'est mon papa », à la manière d'une incantation. On célèbre la fête des pères. Jusqu'à mon accident nous n'éprouvions pas le besoin d'inscrire ce rendez-vous forcé à notre calendrier affectif, mais, là, nous passons ensemble toute cette journée symbolique pour attester, sans doute, qu'une ébauche, une ombre, un bout de papa, c'est encore un papa. Je suis partagé entre la joie de les voir vivre, bouger, rire ou pleurer pendant quelques heures, et la crainte que le spectacle de toutes ces détresses, à commencer par la mienne, ne soit pas la distraction idéale pour un garçon de dix ans et sa petite sœur de huit, même si nous avons pris en famille la sage décision de ne rien édulcorer.

Nous nous installons au Beach Club. J'appelle ainsi une parcelle de dune ouverte au soleil et au vent où l'administration a eu l'obligeance de disposer tables, chaises et parasols et même de semer quelques boutons d'or qui poussent dans le sable au milieu des herbes folles. Dans ce sas situé au bord de la plage, entre l'hôpital et la vraie vie, on peut rêver qu'une bonne fée va transformer tous les fauteuils roulants en chars à voile. « Tu fais un pendu ? » demande Théophile, et je lui répondrais volontiers qu'il me suffit déjà de faire le paralysé, si mon système de communication n'interdisait les répliques à l'emporte-pièce. Le trait le plus fin s'émousse et tombe à plat quand il faut plusieurs minutes pour l'ajuster. À l'arrivée on ne comprend plus très bien soi-même ce qui paraissait si amusant avant de le dicter laborieusement lettre par lettre. La règle est donc d'éviter les saillies intempestives. Cela enlève à la conversation son écume vif-argent, ces bons mots qu'on se relance comme une balle sur un fronton, et je compte ce manque forcé d'humour parmi les inconvénients de mon état.

Enfin, va pour un pendu, le sport national des classes de septième. Je trouve un mot, un autre, puis cale sur un troisième. En fait, je n'ai pas la tête au jeu. Une onde de chagrin m'a envahi. Théophile, mon fils, est là sagement assis, son visage à cinquante centimètres de mon visage, et moi, son père, je n'ai pas le simple droit de passer la main dans ses cheveux drus, de pincer sa nuque duveteuse, d'étreindre à l'en étouffer son petit corps lisse et tiède. Comment le dire? Est-ce monstrueux, inique, dégueulasse ou horrible? Tout d'un coup, j'en crève. Les larmes affluent et de ma gorge s'échappe un spasme rauque qui fait tressaillir Théophile. N'aie pas peur, petit bonhomme, je t'aime. Toujours dans son pendu, il achève la partie. Encore deux lettres, il a gagné et j'ai perdu. Sur un coin de cahier il finit de dessiner la potence, la corde et le supplicié.

Céleste, elle, exécute des cabrioles sur la dune. J'ignore si on doit y voir un phénomène de compensation, mais, depuis que pour moi soulever une paupière s'apparente à l'haltérophilie, elle est devenue une véritable acrobate. Elle pratique les pieds au mur, le poirier, le pont renversé, et enchaîne roues et sauts périlleux avec une souplesse de chatte. À la longue liste des métiers qu'elle envisage pour son avenir, elle a même ajouté funambule, après maîtresse d'école, top-model et fleuriste. Ayant avec ses pirouettes conquis le public du Beach Club, notre showwoman en herbe entame un tour de chant au grand désespoir de Théophile qui déteste pardessus tout qu'on puisse se faire remarquer. Aussi renfermé et timide que sa sœur est démonstrative, il m'a cordialement haï le jour où à son école j'ai demandé et obtenu la permission de tirer moi-même la cloche de la rentrée. Nul ne peut prédire si Théophile vivra heureux, en tout cas il vivra caché.

Je me demande comment Céleste a pu se constituer un tel répertoire de chansons des années soixante. Johnny, Sylvie, Sheila, Clo-Clo, Françoise Hardy, pas une star de cet âge d'or ne manque à l'appel. À côté des gros tubes connus de tous, des standards inusables tel ce train de Richard Antony qui en trente ans n'aura jamais vraiment cessé de siffler à nos oreilles, Céleste chante des succès oubliés qui traînent dans leur sillage des nuages de souvenirs. Depuis l'époque où inlassablement je mettais ce 45 tours de Claude François sur le Teppaz de mes douze ans, je n'avais pas dû réentendre « Pauvre petite fille riche ». Pourtant, dès que Céleste fredonne, assez faux d'ailleurs, les premières mesures de cette rengaine, me reviennent avec une précision inattendue chaque note, chaque couplet, chaque détail des chœurs ou de l'orchestration, jusqu'au bruit de ressac qui couvre l'introduction. Je revois la pochette, la photo du chanteur, sa chemise à rayures et à col boutonné qui me semblait un rêve inaccessible car ma mère la trouvait vulgaire. Je revois même le jeudi après-midi où j'ai acheté ce disque à un cousin de mon père, un doux géant qui tenait une minuscule boutique dans les sous-sols de la gare du Nord, une éternelle gitane maïs fichée au coin de la bouche. « Si seule sur cette plage, pauvre petite fille riche... » Le temps a passé et les gens se sont mis à disparaître. Maman est morte la première puis Clo-Clo s'est électrocuté, et le gentil cousin, dont les affaires avaient un peu périclité, a lâché la rampe en laissant une inconsolable tribu d'enfants et d'animaux. Mon placard est rempli de chemises à col boutonné, et je crois que le petit magasin de disques a été repris par un marchand de chocolats. Comme le train pour Berck part de la gare du Nord, un jour je demanderai peut-être à quelqu'un d'aller vérifier en passant.

79

« Bravo, Céleste ! s'exclame Sylvie. – Mman, j'en ai marre », bougonne aussitôt Théophile. Il est cinq heures. Le carillon dont le ton me paraît d'ordinaire si amical prend des airs de glas pour annoncer l'instant de la séparation. Le vent fait voler un peu de sable. La mer s'est retirée si loin que les baigneurs ne sont plus que des points minuscules à l'horizon. Avant la route, les enfants vont se dégourdir les jambes sur la plage et nous restons seuls, Sylvie et moi, silencieux, sa main serrant mes doigts inertes. Derrière ses lunettes noires qui reflètent un ciel pur, elle pleure doucement sur nos vies explosées.

Nous nous retrouvons dans ma chambre pour les ultimes effusions. « Comment ça va, mon pote ? » s'enquiert Théophile. Le pote a la gorge serrée, des coups de soleil sur les mains et le coccyx en bouillie d'être trop resté au fauteuil, mais il a eu une merveilleuse journée. Et vous, jeunes gens, quelle trace garderez-vous de ces excursions dans mon infinie solitude ? Ils sont partis. La voiture doit déjà filer sur Paris. Je m'abîme dans la contemplation d'un dessin apporté par Céleste qu'on a tout de suite mis au mur. Une sorte de poisson à deux têtes, avec des yeux bordés de cils bleus et des écailles multicolores. Toutefois, l'intérêt de ce dessin ne réside pas dans ces détails mais dans sa forme générale qui reproduit de façon troublante le symbole mathématique de l'infini. Le soleil rentre à flots par la fenêtre. C'est l'heure où ses rayons éclatants vont tomber pile sur ma tête de lit. Dans l'émotion du départ, j'ai oublié de leur faire signe de fermer le rideau. Il viendra bien un infirmier avant la fin du monde.

Paris

Je m'éloigne. Lentement mais sûrement. Tout comme le marin dans une traversée voit disparaître la côte d'où il s'est lancé, je sens mon passé qui s'estompe. Mon ancienne vie brûle encore en moi mais se réduit de plus en plus aux cendres du souvenir.

Depuis que je suis domicilié à bord de mon scaphandre, j'ai tout de même fait deux voyages éclairs à Paris en milieu hospitalier pour recueillir les avis de sommités du monde médical. La première fois l'émotion m'a submergé quand par hasard l'ambulance est passée devant l'immeuble ultra-moderne où j'exerçais naguère ma coupable industrie de rédacteur en chef dans un fameux hebdomadaire féminin. J'ai d'abord reconnu l'immeuble voisin, une antiquité des années soixante dont un panneau annonçait la destruction, puis notre façade tout en miroir où se reflétaient les nuages et les avions. Sur le parvis il y avait quelques-unes de ces figures familières que l'on croise tous les jours pendant dix ans sans pouvoir y mettre un nom. Je me dévissais la tête pour voir si un visage mieux connu passait par là, derrière la dame au chignon et le costaud en blouse grise. Le destin n'en a pas voulu ainsi. Peut-être quelqu'un a-t-il regardé passer mon carrosse depuis les bureaux du cinquième étage? J'ai versé quelques larmes devant le bar-tabac où j'allais parfois prendre un plat du jour. Je peux pleurer assez discrètement. On dit alors que j'ai l'œil qui coule.

La deuxième fois que je suis allé à Paris, quatre mois plus tard, j'étais devenu presque indifférent. La rue avait ses atours de juillet, mais pour moi nous étions toujours en hiver et c'était un décor filmé qu'on me projetait derrière les vitres de l'ambulance. Au cinéma on appelle cela une transparence : la voiture du héros fonce sur une route qui défile sur un mur du studio. Les films d'Hitchcock doivent beaucoup de leur poésie à l'utilisation de ce procédé quand il était encore imparfait. Ma traversée de Paris, elle, ne m'a fait ni chaud ni froid. Pourtant rien ne manquait. Les ménagères en robe à fleurs et les adolescents sur roulettes. Le ronflement des autobus. Les jurons des coursiers en scooter. La place de l'Opéra sortie d'un tableau de Dufy. Les arbres à l'assaut des façades et un peu de coton dans le ciel bleu. Rien ne manquait, sauf moi. J'étais ailleurs.

Le légume

« Le 8 juin, cela fera six mois que ma nouvelle vie a commencé. Vos lettres s'accumulent dans le placard, vos dessins sur le mur et, comme je ne peux répondre à chacun, j'ai eu l'idée de ces samizdats pour raconter mes journées, mes progrès et mes espoirs. D'abord j'ai voulu croire qu'il ne s'était rien passé. Dans l'état de semi-conscience qui suit le coma, je me voyais revenir bientôt dans le tourbillon parisien, tout juste flanqué d'une paire de cannes. »

Tels étaient les premiers mots du premier courrier de la lettre de Berck qu'à la fin du printemps je décidai d'envoyer à mes amis et relations. Adressée à une soixantaine de destinataires, cette missive fit un certain bruit et répara un peu les méfaits de la rumeur. La ville, ce monstre aux cent bouches et aux mille oreilles qui ne sait rien mais dit tout, avait en effet décidé de me régler mon compte. Au café de Flore, un de ces camps de base du snobisme parisien d'où se lancent les cancans comme des pigeons voyageurs, des proches avaient entendu des piapiateurs inconnus tenir ce dialogue avec la gourmandise de vautours qui ont découvert une gazelle éventrée. « Sais-tu que B. est transformé en légume ? disait l'un. – Évidemment, je suis au courant. Un légume, oui, un légume. » Le vocable « légume » devait être doux au palais de ces augures car il était revenu plusieurs fois entre deux bouchées de welsh rarebit. Quant au ton, il sous-entendait que seul un béotien pouvait ignorer que désormais je relevais davantage du commerce des primeurs que de la compagnie des hommes. Nous étions en temps de paix. On ne fusillait pas les porteurs de fausses nouvelles. Si je voulais prouver que mon potentiel intellectuel était resté supérieur à celui d'un salsifis, je ne devais compter que sur moi-même.

Ainsi est née une correspondance collective que je poursuis de mois en mois et qui me permet d'être toujours en communion avec ceux que j'aime. Mon péché d'orgueil a porté ses fruits. À part quelques irréductibles qui gardent un silence obstiné, tout le monde a compris qu'on pouvait me joindre dans mon scaphandre même s'il m'entraîne parfois aux confins de terres inexplorées.

Je reçois des lettres remarquables. On les

ouvre, les déplie et les expose sous mes yeux selon un rituel qui s'est fixé avec le temps et donne à cette arrivée du courrier le caractère d'une cérémonie silencieuse et sacrée. Je lis chaque lettre moi-même scrupuleusement. Certaines ne manquent pas de gravité. Elles me parlent du sens de la vie, de la suprématie de l'âme, du mystère de chaque existence et, par un curieux phénomène de renversement des apparences, ce sont ceux avec lesquels j'avais établi les rapports les plus futiles qui serrent au plus près ces questions essentielles. Leur légèreté masquait des profondeurs. Étais-je aveugle et sourd ou bien faut-il nécessairement la lumière d'un malheur pour éclairer un homme sous son vrai jour ?

D'autres lettres racontent dans leur simplicité les petits faits qui ponctuent la fuite du temps. Ce sont des roses qu'on a cueillies au crépuscule, l'indolence d'un dimanche de pluie, un enfant qui pleure avant de s'endormir. Capturés sur le vif, ces échantillons de vie, ces bouffées de bonheur m'émeuvent plus que tout. Qu'elles fassent trois lignes ou huit pages, qu'elles viennent du lointain Levant ou de Levallois-Perret, je garde toutes ces lettres comme un trésor. Un jour je voudrais les coller bout à bout pour faire un ruban d'un kilomètre qui flotterait dans le vent telle une oriflamme à la gloire de l'amitié.

Ça éloignera les vautours.

La promenade

Chaleur de plomb. J'aimerais tout de même sortir. Cela fait des semaines, peut-être des mois que je n'ai pas franchi l'enceinte de l'hôpital pour effectuer la promenade rituelle sur l'esplanade qui longe le bord de mer. La dernière fois c'était encore l'hiver. Des tourbillons glacés faisaient voler des nuages de sable, et face au vent les rares badauds marchaient à l'oblique enfermés dans d'épaisses pelures. Aujourd'hui j'ai envie de voir Berck en tenue d'été, sa plage que j'ai connue déserte et qu'on me dit bondée, la foule nonchalante de juillet. Pour gagner la rue en sortant du pavillon Sorrel, il faut traverser trois parkings dont le revêtement rugueux et imprécis met les fesses à rude épreuve. J'avais oublié le parcours du combattant de la balade avec plaques d'égouts, nids de poules et voitures garées sur le trottoir.

Voilà la mer. Des parasols, des planches à voile et une barrière de baigneurs complètent la carte postale. C'est une mer de vacances, souple et bon enfant. Rien à voir avec l'espace infini aux reflets d'acier qu'on contemple depuis les terrasses de l'hôpital. Ce sont pourtant les mêmes creux, la même houle, le même horizon brumeux.

Nous roulons sur l'esplanade dans un va-et-vient de cornets de glace et de cuisses cramoisies. Je m'imagine bien lécher une boule de vanille sur un jeune épiderme rougi par le soleil. Personne ne fait vraiment attention à moi. À Berck le fauteuil roulant est aussi banal que la Ferrari à Monte-Carlo, et l'on croise partout de pauvres hères dans mon genre, disloqués et crachotants. Cet après-midi Claude et Brice m'accompagnent. Je connais l'une depuis quinze jours, l'autre depuis vingt-cinq ans et c'est étrange d'écouter mon vieux complice me raconter à la jeune femme qui vient chaque jour prendre ce livre en dictée. Mon caractère soupe au lait, ma passion des livres, mon goût immodéré de la bonne chère, ma décapotable rouge, tout y passe. On dirait un conteur qui exhume les légendes d'un monde englouti. «Je ne vous voyais pas comme ça», dit Claude. Mon univers est désormais divisé entre ceux qui m'ont connu avant et les autres. Quel personnage vont-ils penser que j'aie pu être? Dans ma chambre je n'ai même pas une photo à leur montrer.

Nous nous arrêtons en haut d'un vaste escalier qui dessert le bar de la plage et un bel alignement de cabines de bain aux couleurs pastel. L'escalier me rappelle la grande entrée du métro Porte-d'Auteuil que tout gosse j'empruntais pour revenir de la piscine, les yeux embués par le chlore. Molitor a été détruite il y a quelques années. Quant aux escaliers, ils ne sont plus pour moi que des culs-de-sac.

« Est-ce que tu veux rentrer? » demande Brice. Je proteste énergiquement en secouant la tête en tous sens. Pas question de faire demi-tour avant d'avoir atteint le véritable but de cette expédition. Nous passons vite au large d'un manège de chevaux de bois à l'ancienne dont le limonaire me vrille les oreilles. Nous croisons Fangio, une curiosité de l'hôpital où il est connu sous ce sobriquet. Raide comme la justice, Fangio ne peut pas s'asseoir. Condamné à être debout ou couché, il se déplace à plat ventre sur un chariot qu'il actionne lui-même avec une rapidité surprenante. Mais qui est en fait ce grand noir d'allure sportive qui taille sa route en claironnant « Attention, voilà Fangio ! » ? Il m'échappe. Enfin nous arrivons au point extrême de notre périple, tout au bout de l'esplanade. Si j'ai voulu parcourir tout ce chemin, ce n'est pas pour découvrir un panorama inédit mais pour me repaître des effluves qui émanent d'un modeste baraquement à la sortie de la plage. On m'installe sous le vent et je sens mes narines frémir de plaisir en humant un parfum vulgaire, entêtant et parfaitement insupportable au commun des mortels. « Oh, là là! dit une voix derrière moi, ça pue le graillon. »

Moi, je ne me lasse pas de l'odeur des frites.

Vingt contre un

Ça y est. J'ai retrouvé le nom du cheval. Il s'appelait Mithra-Grandchamp.

Vincent doit être en train de traverser Abbeville. Si on vient de Paris en voiture, c'est le moment où le voyage commence à sembler long. À l'autoroute déserte et ultra-rapide succède une nationale à deux voies où s'entasse une file ininterrompue d'autos et de camions.

À l'époque de cette histoire, il y a plus de dix ans, Vincent, moi et quelques autres avions la chance inouïe de tenir les rênes d'un quotidien du matin aujourd'hui disparu. Industriel passionné par la presse, le propriétaire avait eu l'ultime audace de confier son bébé à la plus jeune équipe de Paris alors que s'ourdissait déjà le ténébreux complot politique et bancaire visant à lui enlever le titre qu'il avait créé cinq ou six ans plus tôt. Sans que nous le sachions, il jetait avec nous ses dernières cartes dans la bataille et nous nous y investissions à mille pour cent.

Vincent passe maintenant les carrefours où il faut laisser à gauche les directions de Rouen et du Crotoy et prendre le boyau qui mène à Berck à travers un chapelet de petites agglomérations. Ces giratoires égarent ceux qui n'ont pas l'habitude. Vincent, lui, ne perd pas le nord, étant déjà venu me voir plusieurs fois. Au sens de l'orientation, il ajoute, poussé à l'extrême, celui de la fidélité.

Nous étions donc sur le pont en permanence. Tôt le matin, tard le soir, le week-end et parfois la nuit, abattant à cinq la besogne d'une douzaine avec une joyeuse inconscience. Vincent avait dix grandes idées par semaine : trois excellentes, cinq bonnes et deux catastrophiques. Mon rôle était un peu de l'obliger à faire le tri contre son caractère impatient qui aurait voulu voir réalisé dans l'heure tout ce qui lui passait par la tête.

Je l'entends d'ici trépigner à son volant et pester contre les Ponts et Chaussées. Dans deux ans l'autoroute desservira Berck, mais pour l'instant c'est seulement un chantier qu'on longe au ralenti, coincé derrière des caravanes.

En fait, nous ne nous quittions jamais. Nous ne vivions, mangions, buvions, dormions, aimions, rêvions que par le journal et pour le journal. Qui a eu l'idée de cet après-midi aux courses ? C'était un beau dimanche d'hiver, bleu, froid et sec, et on courait à Vincennes. Nous n'étions turfistes ni l'un ni l'autre, mais le chroniqueur hippique nous estimait assez pour nous traiter au restaurant de l'hippodrome et nous livrer le sésame qui entrouvre la porte du monde mystérieux des courses : un tuyau. À l'entendre c'était du cousu main, du garanti sur facture, et comme Mithra-Granchamp partait à la cote de vingt contre un, ça promettait un joli petit rapport, beaucoup mieux qu'un placement de père de famille.

Voilà Vincent qui arrive à l'entrée de Berck et qui, comme tout le monde, se demande un moment avec angoisse ce qu'il est venu foutre là.

Nous avions fait un amusant déjeuner dans la grande salle à manger qui surplombe tout le champ de courses et accueille en groupes endimanchés les gangsters, souteneurs, interdits de séjour et autres mauvais garçons qui gravitent dans l'univers du trot. Satisfaits et repus, nous tétions goulûment de longs cigares en attendant la quatrième course dans cette chaude atmosphère où les casiers judiciaires s'épanouissaient comme des orchidées.

Parvenu au front de mer, Vincent bifurque et remonte la grande esplanade sans reconnaître derrière la foule des estivants le décor désertique et glacé du Berck hivernal.

À Vincennes nous avions si bien attendu que la course a fini par partir sans nous. Le guichet des paris s'était fermé sous notre nez avant que j'aie eu le temps de sortir de ma poche la liasse des billets que la rédaction m'avait confiés. Malgré les consignes de discrétion, le nom de Mithra-Grandchamp avait effectué le tour des services et, de l'outsider inconnu, la rumeur avait fait un animal de légende sur lequel tout le monde avait voulu miser. Il ne restait plus qu'à regarder la course et à espérer... À l'entrée du dernier virage Mithra-Grandchamp a commencé à se détacher. À la sortie il comptait cinq longueurs d'avance et nous l'avons vu franchir la ligne d'arrivée comme dans un rêve en laissant son poursuivant immédiat à près de quarante mètres. Un véritable avion. Au journal ça devait exulter devant la télévision.

La voiture de Vincent se glisse sur le parking de l'hôpital. Le soleil est éclatant. C'est là qu'il faut du cran aux visiteurs pour franchir, la gorge serrée, les derniers mètres qui me séparent du monde : les portes de verre à ouverture automatique, l'ascenseur numéro 7 et le terrible petit couloir qui mène à la chambre 119. Par les battants entrebâillés on n'aperçoit que des gisants et des grabataires que le destin a rejetés aux confins de la vie. À ce spectacle certains manquent d'air. Ils doivent d'abord se perdre un peu pour arriver chez moi avec la voix plus ferme et les yeux moins embués. Lorsqu'ils se lancent, enfin, on dirait des plongeurs en apnée. J'en sais même que leurs forces ont abandonné, là, devant mon seuil : ils ont rebroussé chemin jusqu'à Paris.
Vincent frappe et rentre tout silencieusement. Du regard des autres j'ai tant pris l'habitude que je remarque à peine les petites lueurs d'effroi qui le traversent. Ou, en tout cas, elles ne me font plus autant frémir. Avec mes traits atrophiés par la paralysie j'essaie de composer ce que je voudrais être un sourire de bienvenue. À cette grimace Vincent répond par un baiser sur le front. Il

ne change pas. Sa couronne de cheveux roux, ses mines renfrognées, sa silhouette trapue qui danse d'un pied sur l'autre, lui confèrent la dégaine d'un syndicaliste gallois venu voir un copain victime d'un coup de grisou. La garde à moitié baissée, Vincent avance comme un boxeur catégorie costaud-fragile. Le jour de Mithra-Grandchamp, après la funeste arrivée, il avait juste lâché : « Des cons. On est des vrais cons. Au journal ils vont nous démonter à la barre à mine. » C'était son expression favorite.

Pour être franc, j'avais oublié Mithra-Grandchamp. Le souvenir de cette histoire vient juste de me revenir en mémoire, y laissant une trace doublement douloureuse. La nostalgie d'un passé révolu et surtout le remords des occasions manquées. Mithra-Grandchamp, ce sont les femmes qu'on n'a pas su aimer, les chances qu'on n'a pas voulu saisir, les instants de bonheur qu'on a laissés s'envoler. Aujourd'hui il me semble que toute mon existence n'aura été qu'un enchaînement de ces menus ratages. Une course dont on connaît le résultat mais où on est incapable de toucher le gagnant. À propos, nous nous en sommes tirés en remboursant toutes les mises.

La chasse au canard

En sus des divers désagréments inhérents au *locked-in syndrome*, je souffre d'un sérieux dérèglement de mes étagères à mégots. À droite, j'ai la portugaise complètement ensablée et à gauche ma trompe d'Eustache amplifie et déforme les sons au-delà de deux mètres cinquante. Quand un avion survole la plage en tirant le calicot publicitaire du parc d'attractions régional, je pourrais croire qu'on m'a greffé un moulin à café sur le tympan. Mais ce n'est là qu'un tintamarre passager. Beaucoup plus urticant est le brouhaha permanent qui s'échappe du couloir si, malgré mes efforts pour sensibiliser tout le monde au problème de mes esgourdes, on n'a pas fermé ma porte. Les talons claquent sur le linoléum, les chariots s'entrechoquent, les conversations se chevauchent, les équipes s'interpellent avec des voix de commis boursiers un jour de liquidation, on branche des radios que personne n'écoute et, pour couvrir le tout, une cireuse électrique donne un avant-goût sonore de l'enfer. Il y a aussi les patients terribles. J'en connais dont le seul plaisir est de réécouter toujours la même cassette. J'ai eu un très jeune voisin auquel on avait offert un canard en peluche muni d'un système de détection sophistiqué. Il émettait une musique aigrelette et lancinante dès qu'on pénétrait dans la chambre, c'est-à-dire quatre-vingts fois par jour. Le petit patient est heureusement reparti chez lui avant que je commence à mettre en pratique mon plan d'extermination du canard. Je le garde quand même sous le coude, on ne sait jamais quel cataclysme les familles éplorées sont encore capables de provoquer. La palme du voisinage extravagant revient toutefois à une malade dont les sens avaient été tourneboulés par le coma. Elle mordait les infirmières, saisissait les aides-soignants par la partie virile de leur anatomie et ne pouvait réclamer un verre d'eau sans hurler au feu. Au début, ces fausses alertes déclenchèrent de véritables branle-bas de combat puis, de guerre lasse, on finit par la laisser gueuler tout son soûl à n'importe quelle heure du jour et de la nuit. Ces séances donnaient au service neuro un petit côté « nid de coucous » assez excitant et, quand on a envoyé notre amie pousser ailleurs ses « Au secours, on m'assassine ! », j'en ai eu quelques regrets.

102

Loin de ces raffuts, dans le silence reconquis je peux écouter les papillons qui volent à travers ma tête. Il faut beaucoup d'attention et même du recueillement car leurs battements d'ailes sont presque imperceptibles. Une respiration un peu forte suffit à les couvrir. C'est d'ailleurs étonnant. Mon audition ne s'améliore pas et pourtant je les entends de mieux en mieux. Je dois avoir l'oreille des papillons.

Dimanche

Par la fenêtre j'aperçois les façades de brique ocre qui s'éclaircissent sous les premiers rayons du soleil. La pierre prend très exactement la teinte rose de la grammaire grecque de M. Rat, souvenir de la quatrième. Je n'ai pas été, tant s'en faut, un brillant helléniste, mais j'aime cette nuance chaude et profonde qui m'ouvre encore un univers studieux où l'on côtoie le chien d'Alcibiade et les héros des Thermopyles. Les marchands de couleurs la nomment « rose antique ». Rien à voir avec le rose sparadrap des couloirs de l'hôpital. Encore moins avec le mauve qui dans ma chambre recouvre plinthes et embrasures. On dirait l'emballage d'un mauvais parfum.

C'est dimanche. Effrayant dimanche où, si par malheur nul visiteur n'a annoncé son passage, aucun événement d'aucune sorte ne viendra rompre le mol enchaînement des heures. Ni kiné, ni orthophoniste, ni psy. Une traversée du désert avec pour seule oasis une petite toilette encore plus succincte qu'à l'ordinaire. Ces jours-là, l'effet retard des libations du samedi soir, conjugué à la nostalgie des pique-niques familiaux, des parties de ball-trap ou de pêche à la crevette dont les prive leur tour de garde, plonge les équipes soignantes dans une hébétude mécanique, et la séance de débarbouillage s'apparente plus à l'équarrissage qu'à la thalassothérapie. Une triple dose de la meilleure eau de toilette ne suffit pas à masquer la réalité : on pue.

C'est dimanche. Dans le cas où l'on se fait allumer la télé, il ne faut pas rater son coup. Cela relève de la haute stratégie. Il risque en effet de se passer trois ou quatre heures avant que ne revienne la bonne âme qui pourra changer de chaîne, et parfois il vaut mieux renoncer à une émission intéressante quand elle est suivie d'un feuilleton larmoyant, d'un jeu insipide et d'un talk-show criard. Les applaudissements à tout va me cassent les oreilles. Je préfère la quiétude des documentaires sur l'art, l'histoire ou les animaux. Je les regarde sans leurs commentaires, comme on contemple un feu de bois.

C'est dimanche. La cloche sonne gravement les heures. Au mur le petit calendrier de l'Assistance publique qu'on effeuille jour après jour indique déjà août. Par quel paradoxe le temps qui est immobile, ici, mène-t-il, là, une course effrénée? Dans mon univers rétréci les heures s'étirent et les mois passent comme des éclairs. Je n'en reviens pas d'être en août. Amis, femmes, enfants se sont dispersés au vent des vacances. Par la pensée je me glisse dans les bivouacs où ils ont pris leurs quartiers d'été, et tant pis si cette tournée me déchire un peu le cœur. En Bretagne une volée d'enfants arrive en vélo du marché. Des rires illuminent tous les visages. Certains de ces enfants ont atteint depuis longtemps l'âge des grands soucis, mais sur ces chemins bordés de rhododendrons chacun peut retrouver son innocence perdue. Cet après-midi ils iront faire le tour de l'île en canot. Le petit moteur luttera contre les courants. Quelqu'un s'allongera à l'avant du bateau en fermant les yeux et laissera traîner son bras à la dérive dans l'eau froide. Dans le Midi il faut se terrer au creux des maisons écrasées par le soleil. On remplit des carnets d'aquarelle. Un petit chat à la patte cassée cherche les coins d'ombre d'un jardin de curé et, plus loin, en Camargue, un nuage de taurillons croise au large d'un marais d'où sort le parfum du premier pastis. Partout s'accélèrent les préparatifs pour le grand rendez-vous domestique qui par avance fait bâiller de lassitude toutes les mamans mais prend pour moi l'allure d'un rite fantastique et oublié : le déjeuner.

C'est dimanche. Je scrute les volumes qui s'empilent sur le bord de la fenêtre et forment une petite bibliothèque assez inutile puisque aujourd'hui personne ne viendra m'en faire la lecture. Sénèque, Zola, Chateaubriand, Valery Larbaud sont là à un mètre, cruellement inaccessibles. Une mouche toute noire se pose sur mon nez. Je tortille la tête pour la désarçonner. Elle se cramponne. Les combats de lutte gréco-romaine qu'on a vus aux Jeux olympiques n'étaient pas aussi féroces. C'est dimanche.

Les demoiselles de Hong Kong

J'ai adoré voyager. Par chance, j'ai pu emmagasiner au cours des années assez d'images, d'effluves, de sensations pour pouvoir partir les jours où par ici un ciel couleur ardoise interdit toute perspective de sortie. Ce sont des vagabondages étranges. L'odeur rance d'un bar newyorkais. Le parfum de misère du marché de Rangoon. Des bouts du monde. La nuit blanche et glacée de Saint-Pétersbourg ou l'incroyable incandescence du soleil à Furnace Greek dans le désert du Nevada. Cette semaine, c'est un peu particulier. Chaque matin à l'aube je m'envole pour Hong Kong où se tient le séminaire des éditions internationales de mon journal. Je continue à dire « mon journal », malgré le caractère devenu abusif de cette formulation, comme si ce possessif constituait un de ces fils ténus qui me rattachent au monde qui bouge.

À Hong Kong j'ai un peu de mal à trouver mon chemin car, au contraire de beaucoup d'autres, je n'ai jamais visité cette ville. À chaque occasion une fatalité malicieuse m'a tenu à l'écart de cette destination. Quand je ne tombais pas malade la veille du départ, j'égarais mon passeport ou un reportage m'appelait sous d'autres cieux. Le hasard en somme m'interdisait de séjour. Une fois j'ai laissé ma place à Jean-Paul K. qui n'avait pas encore passé plusieurs années dans un cachot de Beyrouth à se réciter le classement des grands crus de bordeaux pour ne pas devenir fou. Ses yeux riaient derrière ses lunettes rondes lorsqu'il m'a apporté un téléphone sans fil, ce qui était alors le comble du dernier cri. J'aimais bien Jean-Paul, mais je n'ai jamais revu l'otage du Hezbollah, sans doute honteux d'avoir choisi pour ma part à cette époque de jouer les utilités dans un univers de falbalas. Maintenant c'est moi le prisonnier, lui l'homme libre. Et comme je ne connais pas tous les châteaux du Médoc j'ai dû me chercher une autre litanie pour meubler les heures les plus creuses. Je compte les pays où l'on édite mon journal. Il y a déjà vingt-huit contrées dans cette ONU de la séduction.

À propos, où êtes-vous, mes chères consœurs, inépuisables ambassadrices de notre *french touch*? Toute la journée dans le salon d'un hôtel, vous

110

avez planché en chinois, en anglais, en thaï, en portugais, en tchèque pour essayer de répondre à la plus métaphysique des interrogations : qui est la femme *Elle* ? Je vous imagine maintenant égaillées dans Hong Kong, à travers les rues dégoulinantes de néons où l'on vend des ordinateurs de poche et des bols de soupe aux nouilles, trottinant sur les traces de l'éternel nœud papillon de notre président-directeur général qui mène tout le monde au pas de charge. Mi-Spirou, mi-Bonaparte, il ne s'arrête que devant les plus hauts gratte-ciel en les toisant d'un air si crâne qu'on dirait qu'il va les avaler.

Où va-t-on, mon général ? Sautons-nous à bord de l'hydrofoil qui mène à Macao pour aller brûler quelques dollars en enfer ou bien montons-nous au bar Felix de l'hôtel Peninsula décoré par le designer français Philippe S. ? Une poussée de narcissisme me fait opter pour la deuxième proposition. Moi qui déteste être pris en photo, j'ai mon effigie dans cet estaminet aérien et luxueux, reproduite sur le dossier d'une chaise parmi des dizaines d'autres figures parisiennes dont Philippe S. a fait tirer le portrait. Évidemment l'opération a eu lieu quelques semaines avant que le destin ne me transforme en un épouvantail à moineaux. Je ne sais pas si mon siège a plus ou moins de succès que les autres, mais surtout n'allez pas raconter la vérité au barman. Ces gens-là sont tous superstitieux et il n'y aurait plus aucune de ces ravissantes petites Chinoises en minijupe pour venir s'asseoir sur moi.

Le message

Si ce coin de l'hôpital a un faux air de collège anglo-saxon, les habitués de la cafétéria ne sortent pas du Cercle des poètes disparus. Les filles ont le regard dur, les garçons des tatouages et parfois des bagues aux doigts. Ils se réunissent dans leurs fauteuils pour parler baston et moto en enchaînant cigarette sur cigarette. Tous semblent porter une croix sur leurs épaules déjà voûtées, traîner un destin de galère où le passage à Berck n'est qu'une péripétie entre une enfance de chien battu et un avenir d'exclu professionnel. Quand je fais le tour de leur antre enfumé, il tombe un silence de sacristie mais je ne peux lire dans leurs yeux ni pitié ni compassion.

Par la fenêtre ouverte on entend palpiter le cœur de bronze de l'hôpital, la cloche qui fait vibrer l'azur quatre fois par heure. Sur une table encombrée de gobelets vides gît une petite machine à écrire avec une feuille de papier rose engagée de travers. Si pour l'instant la page reste vierge, je suis sûr qu'un jour ou l'autre il y aura un message à mon intention. J'attends.

Au musée Grévin

Cette nuit j'ai visité en songe le musée Grévin. Il avait beaucoup changé. Il y avait encore l'entrée de style Belle Époque, les glaces déformantes et le cabinet fantastique, mais on avait supprimé les galeries de personnages d'actualité. Dans une première pièce, je n'ai pas reconnu tout de suite les effigies exposées. Comme le costumier les avait mises en tenue de ville, j'ai dû les examiner une à une et leur passer mentalement une blouse blanche avant de comprendre que ces badauds en tee-shirt, ces filles en minijupes, cette ménagère statufiée avec son caddie, ce jeune homme avec un casque de moto étaient, en fait, les infirmiers et aides-soignants des deux sexes qui se succèdent à mon chevet du matin au soir. Tous étaient là, figés dans la cire, les doux, les brutaux, les sensibles, les indifférents, les actifs, les paresseux, ceux avec qui le contact se noue et ceux entre les mains desquels je ne suis qu'un malade parmi les autres.

Au début, certains m'avaient terrifié. Je ne voyais en eux que les cerbères de ma prison, les auxiliaires d'un abominable complot. Par la suite, j'en ai haï d'autres quand ils m'ont tordu un bras en me mettant au fauteuil, oublié toute une nuit devant la télé, abandonné dans une posture douloureuse malgré mes dénégations. Pendant quelques minutes ou quelques heures je les aurais tués. Et puis, le temps engloutissant les rages les plus froides, ils sont devenus des familiers qui s'acquittent tant bien que mal de leur délicate mission : redresser un peu nos croix lorsqu'elles nous meurtrissent trop les épaules.

Je les ai affublés de surnoms connus de moi seul pour pouvoir, s'ils entrent dans ma chambre, les interpeller de ma tonitruante voix intérieure : « Hello, yeux bleus ! Salut, grand Duduche ! » Ils n'en savent évidemment rien. Celui qui danse autour de mon lit et prend des poses de rocker pour demander « Comment ça va ? », c'est David Bowie. Prof me fait rire avec sa tête d'enfant aux cheveux gris et le sérieux qu'il affecte pour asséner toujours la même sentence : « Pourvu qu'il arrive rien. » Rambo et Terminator ne sont pas, on s'en doute, des modèles de tendresse. Je leur préfère Thermomètre dont le dévouement serait exemplaire si elle n'oubliait pas systématiquement cet ustensile dans les replis de mes aisselles.

Le sculpteur sur cire de Grévin avait inégalement réussi à capter les trognes et minois de ces gens du Nord installés depuis des générations entre les vents de la côte d'Opale et les terres grasses de Picardie, qui parlent volontiers chtimi aussitôt qu'ils se retrouvent entre eux. Certains se ressemblaient à peine. Il aurait fallu le talent d'un de ces miniaturistes du Moyen Âge dont les pinceaux faisaient revivre comme par enchantement les foules de la route des Flandres. Notre artiste n'a pas ce don-là. Il a su cependant saisir avec naïveté le charme juvénile des élèves infirmières, leurs bras potelés de filles du cru et la nuance carminée qui teinte leurs joues pleines. En quittant la salle, je me suis dit que je les aimais tous bien, mes bourreaux.

Dans la pièce suivante j'ai eu la surprise de découvrir ma chambre de l'Hôpital maritime, apparemment reproduite à l'identique. En fait, dès qu'on s'approchait, les photos, dessins et affiches se révélaient être un patchwork de couleurs imprécises, un décor destiné à faire illusion à une certaine distance, comme les détails d'une toile impressionniste. Sur le lit il n'y avait

117

personne, juste un creux au milieu des draps jaunes, auréolé d'une lumière blafarde. Là, je n'ai eu aucun mal à identifier les personnages dispersés dans les deux ruelles qui jouxtaient cette couche abandonnée. C'étaient quelques membres de la garde rapprochée qui avait éclos spontanément autour de moi au lendemain de la catastrophe.

Assis sur un tabouret, Michel remplissait consciencieusement le cahier où mes visiteurs consignent tous mes propos. Anne-Marie arrangeait un bouquet de quarante roses. Bernard, d'une main, tenait ouvert le *Journal d'un attaché d'ambassade* de Paul Morand et, de l'autre, faisait un geste d'avocat. Posées sur le bout de son nez, des lunettes cerclées de fer achevaient de lui donner l'air d'un tribun professionnel. Florence épinglait des dessins d'enfants sur un panneau de liège, ses cheveux noirs encadrant un sourire mélancolique, et Patrick, adossé à un mur, semblait perdu dans ses pensées. De ce tableau qu'on aurait dit presque vivant, il émanait une grande douceur, une tristesse partagée et un concentré de cette affectueuse gravité que je ressens à chaque passage de ces amis.

J'ai voulu poursuivre mon périple pour voir si le musée me réservait d'autres étonnements, mais dans un couloir sombre un gardien m'a braqué sa torche en plein visage. J'ai dû cligner les yeux. Au réveil, une vraie petite infirmière aux bras ronds se penchait sur moi, sa lampe de poche à la main : « Votre cachet pour dormir, je vous le donne maintenant ou dans une heure ? »

Le fanfaron

Sur les bancs du lycée parisien où j'ai usé mes premiers jeans, j'ai côtoyé un long garçon rougeaud nommé Olivier qu'une mythomanie galopante rendait d'un commerce sympathique. Avec lui, inutile d'aller au cinéma. On y était en permanence à la meilleure place, et le film ne manquait pas de moyens. Le lundi il nous cueillait à froid avec des récits de week-end dignes des Mille et Une Nuits. S'il n'avait pas passé son dimanche avec Johnny Hallyday, c'est qu'il avait été à Londres pour voir le prochain James Bond, à moins qu'on ne lui ait prêté la nouvelle Honda. Les motos japonaises arrivaient alors en France et enflammaient les cours de récréation. Du matin au soir notre camarade nous berçait de petits mensonges et de grosses rodomontades, sans crainte d'inventer toujours de nouvelles histoires même si elles contredisaient les précédentes. Orphelin à dix heures, fils unique au déjeuner, il pouvait se découvrir quatre sœurs dans l'après-midi dont une championne de patinage artistique. Quant à son père, un brave fonctionnaire dans la réalité, il devenait selon les jours l'inventeur de la bombe atomique, l'imprésario des Beatles ou le fils caché du général de Gaulle. Olivier ayant lui-même renoncé à mettre de l'ordre dans ses salades, nous n'allions pas lui en reprocher l'incohérence. Lorsqu'il nous servait une fable vraiment trop indigeste, nous émettions bien quelques réserves, mais il protestait de sa bonne foi avec des « J'te jure » si indignés qu'on devait vite s'incliner.

Au dernier pointage Olivier n'est pas pilote de chasse, ni agent secret, ni conseiller d'un émir comme il en avait conçu le projet. Assez logiquement il exerce dans la pub son inépuisable talent de doreur de pilule.

Je regrette un peu de l'avoir regardé de haut car désormais j'envie Olivier et sa maîtrise dans l'art de se raconter des histoires. Je ne suis pas sûr de jamais acquérir une telle facilité même si je commence moi aussi à me créer de glorieux destins de substitution. À mes heures je suis coureur de Formule 1. Vous m'avez sûrement vu sur quelque circuit à Monza ou à Silverstone. La mystérieuse voiture blanche sans marque ni numéro, c'est moi. Allongé sur mon lit, je veux dire dans mon cockpit, j'enchaîne les courbes à pleine vitesse, et ma tête alourdie par le casque s'incline douloureusement sous l'effet de la gravitation. Je joue aussi les petits soldats dans une série télévisée sur les grandes batailles de l'Histoire. J'ai fait Alésia, Poitiers, Marignan, Austerlitz et le Chemin des Dames. Comme j'ai été blessé dans le débarquement en Normandie, je ne sais pas encore si j'irai faire un saut à Diên Biên Phù. Entre les mains de la kiné je suis un outsider du Tour de France au soir d'une étape d'anthologie. Elle apaise mes muscles explosés par l'effort. Je me suis envolé dans le Tourmalet. J'entends toujours la clameur de la foule sur la route du sommet et dans la descente le chuintement de l'air dans les rayons. J'ai repris un quart d'heure à tous les caïds du peloton. «J'te jure!»

« A day in the life »

Nous voilà presque arrivés au bout du chemin, et il me reste à évoquer ce vendredi 8 décembre 1995 de funeste mémoire. Depuis le début j'ai envie de raconter mes derniers moments de Terrien en parfait état de marche, mais j'ai tant différé que maintenant le vertige me saisit à l'instant d'effectuer ce saut à l'élastique dans mon passé. Je ne sais plus par quel bout les prendre, ces heures lourdes et vaines, insaisissables comme les gouttes de mercure d'un thermomètre cassé en deux. Les mots se dérobent. Comment dire le corps souple et tiède de grande fille brune contre lequel on se réveille pour la dernière fois sans y prêter attention, presque en maugréant. Tout était gris, pâteux et résigné : le ciel, les gens, la ville harassée par plusieurs jours de grève des transports publics. À l'image de millions de Parisiens,

Florence et moi entamions comme des zombies, l'œil vide et le teint las, cette nouvelle journée de descente dans un bordel inextricable. Je faisais machinalement tous ces gestes simples qui me semblent aujourd'hui miraculeux : se raser, s'habiller, avaler un bol de chocolat. Depuis des semaines j'avais fixé cette date pour essayer le nouveau modèle d'une firme automobile allemande dont l'importateur mettait à ma disposition une voiture avec chauffeur pour la journée. À l'heure prévue, un jeune homme stylé attend devant la porte de l'immeuble, adossé à une BMW gris métallisé. Par la fenêtre, j'observe la grosse berline si massive, si cossue. Avec ma vieille veste en jean, je me demande de quoi je vais avoir l'air dans ce carrosse pour cadre supérieur. Je pose le front contre la vitre pour sentir le froid. Florence me caresse doucement la nuque. Les adieux sont furtifs, nos lèvres s'effleurent à peine. Déjà je dévale l'escalier dont les marches sentent l'encaustique. Ce sera la dernière odeur des temps anciens.

I read the news today, oh boy...

Entre deux bulletins de circulation apocalyptiques, la radio passe une chanson des Beatles, « A day in the life ». J'allais écrire une « vieille » chanson des Beatles, pur pléonasme, leur dernier enregistrement remontant à 1970. À travers le bois de Boulogne, la BMW glisse comme un tapis volant, cocon de douceur et de volupté. Mon chauffeur est sympathique. Je lui expose mes plans pour l'après-midi : aller chercher mon fils chez sa mère à quarante kilomètres de Paris et le ramener en ville en début de soirée.

He did not notice that the lights had changed...

Depuis qu'au mois de juillet j'ai déserté le domicile familial, Théophile et moi n'avons pas eu un vrai tête-à-tête, une conversation entre hommes. Je compte le traîner au théâtre voir le nouveau spectacle d'Arias puis manger quelques huîtres dans une brasserie de la place Clichy. C'est décidé, nous passons le week-end ensemble. J'espère juste que la grève ne va pas contrarier ces projets.

I'd like to turn you on...

J'aime l'arrangement de ce morceau quand tout l'orchestre monte en crescendo jusqu'à l'explosion de la note finale. On dirait un piano qui tombe du soixantième étage. Voilà Levallois. La BMW s'arrête devant le journal. Je donne rendez-vous au chauffeur pour 15 heures.

Sur mon bureau il n'y a qu'un message, mais quel message ! Je dois rappeler de toute urgence Simone V., ancien ministre de la Santé, ex-femme la plus populaire de France et locataire à vie de la dernière marche du Panthéon imaginaire du journal. Ce genre de coup de fil n'étant jamais dicté par le hasard, je m'enquiers d'abord de ce que nous avons pu dire ou faire pour provoquer une réaction de ce personnage quasi divin. «Je crois qu'elle n'est pas très contente de sa photo dans le dernier numéro», euphémise mon assistante. Je consulte ledit numéro et tombe sur la photo incriminée, un montage qui ridiculise notre idole plus qu'il ne la met en valeur. C'est un des mystères de notre profession. On travaille des semaines sur un sujet, il passe et repasse entre les mains les plus expertes et personne ne voit la bourde pourtant décelable par un apprenti journaliste après quinze jours de stage. J'essuie une véritable tempête téléphonique. Comme elle est persuadée que depuis des années le journal ourdit un complot à son encontre, j'ai le plus grand mal à la convaincre que, au contraire, elle y jouit d'un véritable culte. D'ordinaire ces ravaudages échoient à Anne-Marie, la directrice de la rédaction, qui montre avec toutes les célébrités une patience de dentellière alors que, côté diplomatie, je m'apparente davantage au capitaine Haddock qu'à Henry Kissinger. Quand nous raccrochons au bout de trois quarts d'heure, j'ai l'impression de n'être plus qu'un rouleau de moquette.

Bien qu'il soit de bon ton de les trouver « un

peu rasoirs », mesdames et messieurs les rédacteurs en chef de groupe ne manqueraient pour rien au monde un des déjeuners que Geronimo, également surnommé Louis XI et l'ayatollah par ses supporters, organise pour « faire le point ». C'est là, au dernier étage, dans la plus vaste des salles à manger réservées à la haute direction, que le grand chef distille à petites doses les signes qui permettent de calculer la cote d'amour de ses sujets. Entre l'hommage appuyé d'une voix de velours et la réplique sèche comme un coup de griffe, il possède tout un répertoire de mimiques, grimaces et grattements de barbe que nous avons appris à décrypter au fil des ans. De cet ultime repas je ne me souviens guère, si ce n'est que j'ai bu de l'eau en guise de verre du condamné. Au menu, je crois qu'il y avait du bœuf. Nous avons peut-être contracté la maladie de la vache folle dont on ne parlait pas encore à l'époque. Comme elle incube pendant quinze ans, ça nous laisse le temps de voir venir. La seule mort annoncée était celle de Mitterrand dont la chronique tenait Paris en haleine. Passerait-il le week-end ? En fait, il lui restait tout un mois à vivre. Le vrai désagrément de ces déjeuners, c'est qu'ils sont interminables. Quand je retrouve mon chauffeur, le soir tombe déjà sur les façades de verre. Pour gagner du temps je suis repassé par mon bureau comme un voleur sans dire au revoir à personne. Il est quand même quatre heures passées.

« On va être pris dans la nasse.

– Je suis désolé.

– C'est pour vous... »

Un instant, j'ai envie de tout envoyer promener : d'annuler le théâtre, de reporter la visite de Théophile, d'aller me terrer sous ma couette avec un pot de fromage blanc et des mots croisés. Je décide de résister à cette sensation d'abattement qui me prend à la gorge.

« Il n'y a qu'à pas prendre l'autoroute.

– Comme vous voulez... »

Toute puissante qu'elle soit, la BMW s'englue dans la cohue du pont de Suresnes. Nous longeons le champ de courses de Saint-Cloud puis l'hôpital Raymond-Poincaré à Garches. Je ne peux passer par là sans me remémorer un assez sinistre souvenir d'enfance. Lycéen à Condorcet, un prof de gym nous emmenait au stade de la Marche à Vaucresson pour des séances de plein air que j'abhorrais par-dessus tout. Un jour, le car qui nous transportait a heurté de plein fouet un homme qui sortait en courant de l'hôpital sans rien regarder. Il y a eu un drôle de bruit, un grand coup de frein, et le type est mort sur le coup en laissant une traînée sanglante sur la vitre du car. C'était un après-midi d'hiver

130

comme celui-ci. Le temps de faire tous les constats, le soir était venu. C'est un autre chauffeur qui nous a reconduits à Paris. Au fond du car, on chantait « Penny Lane » avec des voix tremblantes. Toujours les Beatles. De quelles chansons se souviendra Théophile quand il aura quarante-quatre ans ?

Après une heure et demie de route nous arrivons à destination devant la maison où j'ai vécu pendant dix ans. Le brouillard tombe sur le grand jardin qui a retenti de tant de cris et de fous rires au temps du bonheur. Théophile nous attend dans l'entrée, assis sur son sac à dos, prêt pour le week-end. J'aimerais téléphoner pour entendre la voix de Florence, ma nouvelle compagne, mais elle doit être partie chez ses parents pour la prière du vendredi soir. J'essaierai de la joindre après le théâtre. Une seule fois j'ai assisté à ce rituel dans une famille juive. C'était ici à Montainville, dans la maison du vieux médecin tunisien qui a mis mes enfants au monde. À partir de là, tout devient incohérent. Ma vue se trouble et mes idées s'embrouillent. Je me mets tout de même au volant de la BMW en me concentrant sur les lueurs orangées du tableau de bord. Je manœuvre au ralenti, et dans le faisceau des phares je reconnais à peine les virages que j'ai pourtant pris plusieurs milliers de fois. Je sens la

131

sueur perler sur mon front et, quand nous croisons une voiture, je la vois en double. Au premier carrefour je me range sur le côté. Je sors en titubant de la BMW. Je tiens à peine debout. Je m'affale sur le siège arrière. J'ai une idée fixe : remonter jusqu'au village où demeure aussi ma belle-sœur Diane qui est infirmière. À demi inconscient, je demande à Théophile de courir la chercher dès que nous arrivons devant chez elle. Quelques secondes plus tard, Diane est là. Elle m'examine en moins d'une minute. Son verdict tombe : « Il faut aller à la clinique. Le plus vite possible. » Cela fait quinze kilomètres. Cette fois le chauffeur démarre sur les chapeaux de roues façon grand sport. Je me sens extrêmement bizarre, comme si j'avais avalé une pastille de LSD, et je me dis que ces fantaisies ne sont plus de mon âge. Pas un instant l'idée ne m'effleure que je suis peut-être en train de mourir. Sur la route de Mantes, la BMW ronronne dans les aigus et nous dépassons toute une file en nous taillant un passage à grands coups d'avertisseur. Je veux dire quelque chose du genre : « Attendez. Ça va aller mieux. Ce n'est pas la peine de risquer un accident », mais aucun son ne sort de ma bouche et ma tête dodeline, devenue incontrôlable. Les Beatles me reviennent en mémoire avec leur chanson de ce matin. *And as the news were rather sad, I saw the photograph.* Très vite c'est la clinique. Il y a des gens qui courent dans tous les sens. On me transvase bras ballants dans une chaise roulante. Les portières de la BMW claquent doucement. Quelqu'un m'a dit un jour que les bonnes voitures se reconnaissaient à la qualité de ce claquement. Je suis ébloui par le néon des couloirs. Dans l'ascenseur, des inconnus me prodiguent des encouragements et les Beatles attaquent le final de « A day in the life ». Le piano qui tombe du soixantième étage. Avant qu'il ne s'écrase, j'ai le temps d'avoir une ultime pensée. Il faut décommander le théâtre. De toute façon, on serait arrivés en retard. Nous irons demain soir. À propos, où est donc passé Théophile ? Et je sombre dans le coma.

La rentrée

L'été tire à sa fin. Les nuits fraîchissent et je recommence à me blottir sous les épaisses couvertures bleues estampillées « Hôpitaux de Paris ». Chaque jour ramène son lot de visages connus mis entre parenthèses le temps des vacances : la lingère, le dentiste, le vaguemestre, une infirmière qui est devenue grand-mère d'un petit Thomas et l'homme qui en juin s'était brisé le doigt avec une barrière de lit. On retrouve ses marques, ses habitudes, et cette première rentrée à l'hôpital me confirme dans une certitude : j'ai bel et bien débuté une nouvelle vie, et c'est là, entre ce lit, ce fauteuil, ces couloirs, qu'elle se passe et nulle part ailleurs.

J'arrive à grogner la petite chanson du Kangourou, hymne étalon de mes progrès en orthophonie :

« Le Kangourou a sauté le mur,
Le mur du zoo,
Mon Dieu qu'il était haut,
Mon Dieu qu'il était beau. »

De la rentrée des autres je n'ai que des échos assourdis. Rentrée littéraire, rentrée des classes, rentrée parisienne, j'en saurai bientôt davantage quand les voyageurs auront repris le chemin de Berck avec dans leurs besaces tout un assortiment de nouvelles mirobolantes. Il paraît que Théophile circule avec des baskets dont les talons clignotent quand il les fait claquer sur le sol. On peut le suivre dans le noir. En attendant, je savoure la dernière semaine d'août d'un cœur presque léger car, pour la première fois depuis longtemps, je n'ai pas cette horrible impression d'un compte à rebours qui, déclenché au début des vacances, en gâche inexorablement la plus grande partie.

Accoudée à la petite table roulante en Formica qui lui tient lieu de bureau, Claude relit ces textes que nous tirons patiemment du vide tous les après-midi depuis deux mois. J'ai plaisir à retrouver certaines pages. D'autres nous déçoivent. Tout cela fait-il un livre ? Tout en l'écoutant, j'observe ses mèches brunes, ses joues très pâles que le soleil et le vent ont à peine rosies, ses mains serties de longues veines bleuâtres et la mise en scène qui va devenir l'image-souvenir d'un été studieux. Le grand cahier bleu dont elle remplit chaque recto d'une écriture bâtonnée et consciencieuse, la trousse d'écolière pleine de stylos de rechange, la pile de serviettes en papier prêtes aux pires expectorations et la bourse de raphia rouge d'où elle extrait de temps à autre la monnaie pour aller chercher un café. Par le zip entrouvert du petit pochon, j'aperçois une clé de chambre d'hôtel, un ticket de métro et un billet de cent francs plié en quatre, comme des objets rapportés par une sonde spatiale envoyée sur Terre pour étudier les modes d'habitat, de transports et d'échanges commerciaux en vigueur entre Terriens. Ce spectacle me laisse désemparé et pensif. Y a-t-il dans ce cosmos des clefs pour déverrouiller mon scaphandre? Une ligne de métro sans terminus? Une monnaie assez forte pour racheter ma liberté? Il faut chercher autre part. J'y vais.

Berck-Plage, juillet-août 1996.

Table

Cet ouvrage a été réalisé par la
SOCIÉTÉ NOUVELLE FIRMIN-DIDOT
Mesnil-sur-l'Estrée
pour le compte des Éditions Robert Laffont
24, avenue Marceau, 75008 Paris
en mars 1997

Imprimé en France
Dépôt légal : février 1997
N° d'édition : 37956 - N° d'impression : 38054